本书为四川师范大学影视与传媒学院国家级一流本科专业建设点播音与主持艺术专业建设成果

嗓音职业病与科学发声训练探索

杨小锋 著

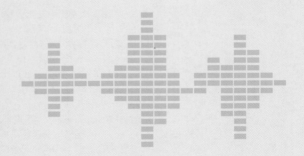

重庆大学出版社

图书在版编目（CIP）数据

嗓音职业病与科学发声训练探索 / 杨小锋著. -- 重
庆：重庆大学出版社，2021.12
ISBN 978-7-5689-2752-9

Ⅰ.①嗓…　Ⅱ.①杨…　Ⅲ.①嗓音医学 – 职业病 – 防
治　Ⅳ.①R135.99

中国版本图书馆 CIP 数据核字 (2021) 第 117572 号

嗓音职业病与科学发声训练探索

杨小锋　著
策划编辑：唐启秀
特约编辑：季超勤

责任编辑：陈　力　　版式设计：唐启秀
责任校对：刘志刚　　责任印制：张　策
＊
重庆大学出版社出版发行
出版人：饶帮华
社址：重庆市沙坪坝区大学城西路 21 号
邮编：401331
电话：(023) 88617190　88617185 (中小学)
传真：(023) 88617186　88617166
网址：http://www.cqup.com.cn
邮箱：fxk@cqup.com.cn (营销中心)
全国新华书店经销
重庆升光电力印务有限公司印刷
＊
开本：720mm×1020mm　1/16　印张：13　字数：256 千
2021 年 12 月第 1 版　　2021 年 12 月第 1 次印刷
ISBN 978-7-5689-2752-9　定价：48.00 元

前　言

　　为什么许多嗓音职业人员生活用声不会觉得嗓子不舒服，而到了工作用声时就会嗓子难受呢？为什么有人会患嗓音职业病？为什么有人的嗓音职业病经常复发？有没有预防嗓音职业病的有效措施？如果有，该如何做？这些问题一直是困扰许多人的问题，也是我们思考已久的问题。

　　生活用声具有随意性强、对声音的要求不高、嗓子的负担不重等特点，所以人们生活用声一般不会遇到多少麻烦。但是，工作用声由于说话环境、内容、对象、目的等众多因素的制约，对声音的清晰度、响亮度、持久性甚至优美度都有较高的要求，这就给发声器官施加了很大压力。如果工作用声强度长期超过说话人嗓子的承受能力，就可能罹患嗓音职业病。不会科学发声的人，即使治好了这些疾病，也可能复发。不过，嗓音职业病是可控、可预防的，并不可怕。

　　目前，我国社会主要矛盾已经转化为人民日益增长的美好生活需要和不平衡不充分的发展之间的矛盾。人民群众对美好生活的需求反映在方方面面，其中职业健康需求是一个重要的方面。随着我国综合国力的显著增强和人民生活的持续改善，我国政府和普通民众对包括嗓音健康在内的职业健康日益重视。国务院健康中国行动推进委员会印发的《健康中国行动（2019—2030年）》已提示职业人员注意用嗓保健："长时间用嗓的，注意补充水分，常备润喉片，预防咽喉炎。"

　　当前，我国的卫生工作正由以治病为中心向以健康为中心的观念转变。这种转变的实现，需要政府与社会加大对民众的健康教育力度，提高民众的健康意识。嗓音职业病是嗓音职业人员的常见病、多发病，其发病原因多与用声方法不当和滥用嗓音有关。如何做好数量庞大的嗓音职业人员预防嗓音职业病的教育培训，让他们懂得预防嗓音职业病的知识，掌握科学发声的技能，是当前亟待研究的问题。

　　过去，解决嗓音职业病问题主要依靠医学手段。嗓音医学确实对嗓音职业病的治疗功不可没，但对于嗓音职业病的预防，嗓音医学还做得不够充分。嗓音医学界早已意识到，解决嗓音职业病的关键在于掌握科学的发声方法。这就需要融合嗓音医学与发声学及其他相关学科的理论与方法，将嗓音职业病的预防与科学发声训练结合起来研究。本书正是秉持这一研究思路进行的尝试。

　　嗓音职业病的预防是一个比较复杂的问题，它涉及与嗓音职业有关的政府相关部门、企事业单位和从业人员，需要医学、发声学、语言学、心理学、教育学等多个领域的知识与方法。因此，本书从厘清嗓音职业病的概念入手，坚持嗓音职业病的综合防治理念，抓住预防嗓音职业病的关键环节——科学发声训练，探索科学发声教学与训练中的理论与方法，然后结合言语发声和歌唱发声的理论与方法，设计出简明实用、通俗易懂的教学训练内容。书中对各训练技能的要领讲解力求简明扼要，对训练中容易出现的问题认识力图准确，给出的解决方案尽可能简单实用、可操作性强，对训练材料的选择力争有突出的针对性。同时，在训练的关键之处，有相应的示范音视频作为读者学习的参考（请进入重庆大学出版社官网搜索本书相关资源进行学习）。

我国的科学发声教育受到师资匮乏、科研滞后等多方面因素的影响，尚未进入大众化教育阶段，如何利用有限的资源做好科学发声教育，是我们需要面对的当务之急。对此，我们提出科学发声规模化训练的构想，并已展开多年的探索。2020年伊始，一场突如其来的新冠肺炎疫情深刻地改变了人们的工作和生活。在教育行业，网络教育爆发式增长，展示出了它的强大优势。在这样的背景下，科学发声规模化训练已经具备了一定的社会基础和技术条件。

日常生活和工作中的用声多数属于言语发声，其用声方式与歌唱活动中的旋律性发声有共同之处，但也有很多不同。尽管学习歌唱发声有助于提升言语发声的水平，但不能用学习歌唱发声来替代言语发声的学习。从理论上讲，言语发声和歌唱发声是两种不同性质的发声方式，对此学界已有共识。从实践上说，掌握了歌唱发声方法的人不一定会在说话时科学地发声，这正如会打网球的人不一定天然就会打羽毛球一样。

在发声过程中，发声肌肉和各腔体内器官的运动难以凭肉眼进行全面观察，这使发声活动具有了隐蔽性强的特征。不同的教师有不同的发声观念和发声教育背景，加上个体差异带来的发声体验上的不同，使得发声教师掌握的发声方法和采用的教学方法会有很大的差异性，这本来是一种正常现象。但是，发声教学中存在于不同教师之间矛盾对立的说法，常常给人"科学发声是玄而又玄，难以捉摸的东西"的感觉。于是，有人认定，科学发声是玄学。实际上，科学发声可以从呼吸、起声、共鸣、口腔和喉部控制、吐词等几个方面去观察、分析，是有规律可循的。

同样，科学发声教学也有自身的规律。先教什么，后学什么，怎么讲解要领，如何准确示范，怎样听辨和纠正学生的问题，如何兼顾学生的共性与个性，都是有讲究的。那种强调学生的发声学习完全凭感觉，或者在教学中处处强调所谓的科学依据的做法，都是不可取的，都会令学生无所适从。事实上，发声教学是既要讲感觉，也要求讲科学的。

嗓音职业从业人员数量庞大，有效预防全社会的嗓音职业病，是一件关乎千万人的大事，需要全社会的努力，需要嗓音医生、发声教师和其他有识之士的精诚合作。但愿这种合作在不久的将来能全面展开。

目　录

理论篇

训练篇

理论篇

第一章
嗓音职业病概论

第一节　嗓音职业病的概念

　　根据 2015 年版《中华人民共和国职业分类大典》的规定，我国现有职业分为 8 个大类、75 个中类、434 个小类、1 481 个职业。其中有的职业，如教师、导游、营销人员、话务员、播音员、主持人、演员及其他服务行业人员是要经常性地长时间、高强度使用嗓音进行工作的，嗓音职业病一直是困扰这些职业中许多人的常见病、多发病。尽管嗓音职业病已不是一个新的概念，但是人们对这个概念一直有多种理解，因此在本书的研究展开之前需要对它进行界定。我们就从嗓音、嗓音病、职业病三个概念说起。

一、嗓音

　　我国古代医学文献《灵枢·忧恚无言篇》记载："喉咙者，气之所以上下者也。会厌者，音声之户也。口唇者，音声之扇也。舌者，音声之机也。悬雍垂者，音声之关也。颃颡者，分气之所泄也。"[1] 这里的音声，就是今天所说的嗓音。如今，嗓音这个概念已经被广泛使用在嗓音医学、声乐学、言语发声学等学科和人们的工作与生活当中。

　　"嗓音是指人体发声器官、系统产生出来的声音，它包括言语声、歌唱声、咳嗽声、哭声、笑声、打哈欠声、打喷嚏声等，即一切凡经声带振动并

---

[1] 史崧. 灵枢经 [M]. 戴铭，金勇，员晓云，等，点校. 南宁：广西科学技术出版社，2016：114.

经声道传导而发出来的声音，都属于嗓音的范畴。"①对普通人而言，大家最关注的是说话和歌唱时从发声器官发出来的声音，即言语声和歌唱的声音，因为前者关系口语交际，后者与娱乐等方面有关。

嗓音具有交际功能。由于嗓音是人类语音的载体，人们在口语表达中都是主要通过嗓音来交流思想和感情的，所以，可以说嗓音是人类不可或缺的信息载体。即使在信息技术高度发达的今天，嗓音也是人们交际时最重要的工具。因为，除了在人与人面对面的口语交际中使用嗓音之外，人们还在电话里、网络世界中大量使用嗓音进行交流。嗓音还是许多社会群体的职业工具，比如教师、播音员、主持人、话剧演员、配音演员、影视演员、景区、博物馆讲解员、营销人员、话务员、律师、导游、窗口行业的从业人员等，他们在日常工作中，都会大量说话，都会大量使用嗓音。

透过嗓音，人们能感受到它的附加信息。比如，嗓音可以显示一个人的性格与修养。性子急躁的人，嗓音多偏刚、偏强；性格温和的人，嗓音多柔和。修养好的人，常常和颜悦色，轻言细语，嗓音温和。嗓音还能够反映一个人的身体状况与心理状态。身体强健的人，嗓音多响亮有力，中气十足；身体孱弱的人，嗓音多虚弱乏力。身体健康的人，嗓音也正常；身患疾病，特别是比较严重的疾病或者呼吸系统的普通疾病，嗓音都会出现异常情况。心情舒畅的时候，嗓音是明朗的；心情郁闷的时候，嗓音往往低沉、暗淡。做作矫情的人，嗓音多阴阳怪气；真诚坦率的人，嗓音多朴实自然。

可以说，嗓音不仅是人们交际和完成职业任务的工具，也是人们的声音名片。与人见面，张口就是动听美妙的声音，多好啊！难怪有人会说，在言语沟通中声音比颜值更重要。甚至有人仿照"颜值"这个词造出"音值"这个概念。

如今，随着社会的日益进步和生活水平的不断提高，人们已经越来越关注自己的嗓音健康，甚至越来越多的人对自己的嗓音质量不满意，开始寻求专业的嗓音训练教师的帮助。也正因为如此，目前关于嗓音训练的网络课程才会越来越多，越来越火爆。

二、嗓音病

嗓音病是指"人的发音器官、发音功能以及发出声音的异常状态"②。

从医学上看，发音器官指的是发音的动力器官（主要包括气管、支气管、肺、胸廓及相关肌肉、膈肌和腹部相关肌肉群等）、振动器官（主要指声带）、共鸣器官（主要指鼻腔、鼻窦、口腔、咽腔、喉腔和胸腔等）和构音器官

---

① 韩丽艳.嗓音、言语、语言有何区别 [J].中国医学文摘（耳鼻咽喉科学），2011，26（1）：32-33.
② 周继福.绪论 [M]// 实用嗓音病治疗学全书.北京：学术书刊出版社，1990.

（主要指口腔、唇、齿、舌、腭、颊等）等[1]。

发音和发声是容易混淆的两个不同的概念。"发声是由肺（呼吸）提供动力，通过声带振动及共鸣系统共振产生嗓音。""发音是指声带振动产生基音，经过咽、腭、舌、齿、唇等共鸣器官的调制，从而产生不同的元音和辅音，因此也称构音。"[2]不过，声音是语音的载体，说发音器官就是发声器官也是可行的。

发音功能和声音的异常状态是相对于正常状态而言的。对于非艺术领域的言语发声来说，说话者能使用嗓音进行日常交流、完成工作任务，说话不难受，声音不嘶哑，不难听，其发音功能和声音就处于正常状态，反之就可能处于异常状态。发音功能和声音的状态，既可以凭借主观判断，也可以借助医学手段进行客观判断，例如发音器官的仪器检查，嗓音声学分析等。

嗓音病的种类很多，根据不同的分类标准，可以分出不同的类别。比如有"器质性与非器质性、急性与慢性、炎性与非炎性、增生性与非增生性等的分别"。[3]嗓音病是人们生活和工作中的常见病、多发病。

引发嗓音病的因素很多。黄永望等人认为有六大类因素：发音行为（创伤性发音行为、不良发音习惯）、医源性因素、原发性因素、继发性因素、生理因素和心理因素。[4]此外，粉尘及有害物质刺激等也可导致嗓音疾病。粗略地看，导致嗓音病的原因可合并为两种：职业因素和非职业因素。对职业嗓音工作者而言，很多时候他们所患的嗓音病与职业因素有关。

三、职业病

由于社会分工的差异，不同职业领域的劳动者面对的工作环境和工作对象、工作方法都有很大不同。不同职业因工作目的、任务、性质的要求不同，对劳动者使用人体器官进行劳动的要求也不一样。有的职业需要大量使用手臂的力量工作，有的职业需要手脚并用，有的职业需要大量使用脑力，有的则需要大量使用眼睛或者耳朵……由于长期面临某一恶劣环境，或者长期大量甚至过度使用同一器官，就造成了因职业因素形成的对于人体某些器官或精神方面的伤害，这就是在社会各行各业广泛存在的职业病。

职业病是一个有争议的概念，也是一个可以从多角度进行界定的概念。人们在使用这一概念的过程中，逐渐形成了广义和狭义两种理解。《现代汉语

[1] 韩德民，Robert T. Sataloff，徐文．嗓音医学 [M]．2 版．北京：人民卫生出版社，2017：8-9.
[2] 黄永望，傅德慧，潘静．实用临床嗓音疾病矫治学 [M]．天津：天津科技翻译出版公司，2018：29.
[3] 周继福．绪论 [M]// 实用嗓音病治疗学全书．北京：学术书刊出版社，1990.
[4] 黄永望，傅德慧，潘静．实用临床嗓音疾病矫治学 [M]．天津：天津科技翻译出版公司，2018：175.

词典》对职业病的解释是："由于某种劳动的性质或特殊的劳动环境而引起的疾病，如矿工和陶瓷业工人易患的尘肺等。"① 这是从广义上理解的职业病概念。《辞海》对职业病概念的解释，外延更广："劳动者由于受到职业危害因素的作用所引起的疾病的泛称。"不过它也认识到了这个概念还存在狭义的理解："国家用法令形式所规定的称为'法定职业病'。"②

狭义上的职业病概念包括了它的医学定义和法律定义两种界定。

邓绍瑞认为，"职业病就是劳动者在社会职业活动中，由于暴露接触各类生产性有害因素，导致精神和身体受到损害，而罹患的各种相应的急慢性疾病或综合症候群"。③ 这是职业病的医学定义。周安寿也从医学定义角度认识职业病："职业病是严重危害劳动者健康的疾病""职业病是指劳动者在工作或者其他职业活动中，因接触粉尘、放射线和有毒、有害物质等职业危害因素而引起的疾病。"他认为，职业危害因素是指"工作场所中存在及在作业过程中产生的各种有害的化学、物理、生物等对人体产生健康损害的因素"④。

职业病概念的法律定义，即法定职业病，是由国家相关部门确认并经法定程序公布的。根据 2001 年 10 月 27 日第九届全国人民代表大会常务委员会第二十四次会议通过，2017 年 11 月 4 日第十二届全国人民代表大会常务委员会第三十次会议第三次修正公布施行的《中华人民共和国职业病防治法》第二条规定，"本法所称职业病，是指企业、事业单位和个体经济组织等用人单位的劳动者在职业活动中，因接触粉尘、放射性物质和其他有毒、有害因素而引起的疾病"。2013 年 12 月 23 日，国家卫生和计划生育委员会、人力资源和社会保障部、国家安全监管总局、中华全国总工会等 4 部门联合颁发《国家卫生计生委等 4 部门关于印发〈职业病分类和目录〉的通知》（国卫疾控发〔2013〕48 号），该《分类和目录》将职业病分为职业性尘肺病及其他呼吸系统疾病、职业性皮肤病、职业性眼病、职业性耳鼻喉口腔疾病、职业性化学中毒、物理因素所致职业病、职业性放射性疾病、职业性传染病、职业性肿瘤、其他职业病 10 类 132 种。

法定职业病的确定有严格的标准和程序。根据国家卫生和计划生育委员会 2013 年 12 月 30 日公布的《〈职业病分类和目录〉调整解读》，职业病的遴选遵循以下原则：

---

① 中国社会科学院语言研究所词典编辑室. 现代汉语词典 [M].7 版. 北京：商务印书馆，2016：1683.
② 辞海编辑委员会. 辞海 [M]. 6 版. 缩印本. 上海：上海辞书出版社，2010：2447.
③ 邓绍瑞. 关于统一职业病定义的建议 [J]. 工业卫生与职业病，1995（5）：290.
④ 周安寿. 职业病定义与范畴 [J]. 劳动保护，2001（11）：38-39.

1. 有明确的因果关系或剂量反应关系。
2. 有一定数量的暴露人群。
3. 有可靠的医学认定方法。
4. 通过限定条件可明确界定职业人群和非职业人群。
5. 患者为职业人群，即存在特异性。

《职业病分类和目录》的调整遵循以下原则：

1. 坚持以人为本，以维护劳动者健康及其相关权益为宗旨。
2. 结合我国职业病防治工作的实际，突出重点职业病种。
3. 与我国现阶段经济社会发展水平和工伤保险承受能力相适应。
4. 保持《目录》的连续性和可操作性。
5. 建立《目录》动态调整的工作机制。
6. 公开、透明，充分听取各方面的意见。

国际上对职业病的定义采纳的是广义上的理解。国际劳工组织大会1981年6月22日通过了1981年《职业安全和卫生公约》（第155号），其2002年的议定书将"职业病"定义为"任何由接触职业活动中产生的职业性有害因素所致的疾病"。国际劳工局指出，这一定义有两个要素："接触特定的工作环境或职业活动与罹患特定的疾病之间有因果关系；接触这些有害因素的特定人群中，该病发病率水平高于普通人群的平均发病率。"[1] 不过，职业病的广义认定系统和目录认定系统之间存在明显差异，所以"国际劳工组织很多成员国积极采用职业病的'混合认定系统'"[2]，这样做可以综合广义认定系统和目录认定系统的优点，避免两者的弊端。

四、嗓音职业病

从医学的角度看，"嗓音职业病是发声职业人员从事专业发声生理运动时，由于过度应用和方法不当，引起发声器官各部之间运动失调而出现发声障碍的疾病。"[3] 根据前述对职业病的广义界定，职业嗓音工作者因工作中的职业危害因素所致的嗓音疾病，也可称为嗓音职业病。这一概念，早在1958年，曹清泰、刘认华就已经涉及，他们指出：声带结节是声乐工作者最严重的一种职业病[4]。1978年，冯葆富、齐忠政、刘运墀在他们编写的《歌唱医学基础》

① 国际劳工局. 职业病的鉴别和认定——将疾病列入国际劳工组织职业病目录的标准 [M]. 张敏，译. 北京：中国科学技术出版社，2012: 6.
② 国际劳工局. 职业病的鉴别和认定——将疾病列入国际劳工组织职业病目录的标准 [M]. 张敏，译. 北京：中国科学技术出版社，2012: 9.
③ 冯葆富，齐忠政，刘运墀. 歌唱医学基础 [M]. 上海：上海科学技术出版社，1981: 167.
④ 曹清泰，刘认华. 声带结节的几个问题探讨（附十六例报告）[J]. 安徽医学院学报，1958（1）: 67-71.

的"前言"中已经明确使用了"嗓音职业病"这一概念，该书专门设置了 4 章内容讨论嗓音职业病：第十二章嗓音职业病总论、第十三章嗓音职业病的治疗、第十四章嗓音职业病各论、第十六章嗓音职业病的预防。

嗓音职业病是一种广泛存在的与工作相关的疾病。余养居、张玉兰把因职业性有害因素危害引发的嗓音病分为两大类："一是以嗓音为工作重点的职业从业者所患的嗓音病，即平时所谓的'吃开口饭'的人们的声嘶喉痛，常见的如教师、演员、歌唱家、播音员、宣传员、讲解员等，他们用嗓音较多，声带运动过度，引起喉肌损伤，发声器官出现疾患，而致声嘶喉痛"；"另一类是特有的职业环境危害人体所产生的声嘶喉病，如纺织、造船、锻压等车间的噪声性声嘶喉痛，炼钢或高温车间的热辐射性声嘶喉痛，粉尘环境引起的喉及声带黏膜损害的声嘶喉痛，有毒气体对呼吸道毒害而产生的嗓音疾病等"[1]。应对第二类人群的嗓音职业病，主要依靠医学手段，同时还要患者脱离原来的工作环境。国内对歌唱者的嗓音职业病研究相对较为充分，有的医院、大学已经设置了相关的专门机构进行治疗和研究，例如中央音乐学院设有艺术嗓音研究中心。目前我国对非歌唱者的嗓音职业病研究还很不充分。本书的研究对象主要指余养居、张玉兰所说的第一种类型的嗓音职业病，尤其是教师、演员、播音员、主持人、讲解员、营销人员、话务员等职业言语发声人群的嗓音职业病。

周安寿认为，劳动过程中的有害因素包括：劳动组织和劳动休息制度不合理，劳动过度精神（心理）紧张，劳动强度过大，劳动安排不当，不能合理安排与劳动者的生理状况相适应的作业，劳动时个别器官或系统过度紧张，如视力紧张等，长时间用不良体位和姿势劳动或使用不合理的工具劳动等[2]。根据这一认识，职业嗓音工作者因工作因素所致的嗓音病，应该属于职业病的范畴。况且，目前众多有关嗓音职业病的研究表明，职业嗓音工作者的多数嗓音疾病与职业活动有关，在疾病的发生与职业活动之间存在因果关系，且其发病率明显高于非职业嗓音人群。

随着科学技术的进步和经济发展水平的提高，社会保障制度的进一步健全，以及劳动卫生和职业病防治工作的改善，法定职业病类型与具体病名是会经过一定程序进行增删的。

在国际劳工组织理事会于 2005 年 12 月 13 至 20 日在瑞士日内瓦举行的关于职业病目录修订专家会议上，与会代表已将鼻炎、慢性腰痛、慢性颈 -

① 余养居，等 . 中西医结合嗓音病学 [M]. 北京：知识出版社，1996：300.
② 周安寿 . 职业病定义与范畴 [J]. 劳动保护，2001（11）：38-39.

肩疾病、肩周炎等疾病作为会议代表对国际劳工局未来工作的建议内容[①]。2019 年 7 月 9 日，为了促进我国医疗工作理念从以治病为中心向以人民健康为中心的转变，国务院成立了健康中国行动推进委员会。在该委员会同日印发的《健康中国行动（2019—2030 年）》中，已有对职业人员的用嗓提示："长时间用嗓的，注意补充水分，常备润喉片，预防咽喉炎。"这说明我国中央政府已经注意到了职业人员的用嗓问题。我们相信，随着社会的发展，人们的职业健康意识会越来越强，社会对嗓音职业病的重视程度也会日益提高。

第二节　嗓音职业病的确定

嗓音职业病是嗓音病的一个种类。对这种疾病的确定，需要患者参与，主要应由嗓音医学专业人员完成。

一、嗓音职业病的检查与评估

职业嗓音工作者因职业活动原因引发嗓音健康问题，应该去正规医院的嗓音专科进行检查评估，暂时无法去医院就诊的，可以先进行自我主观评估。

（一）嗓音职业病的主观评估

1. 嗓音职业病的自我评估

正常情况下，职业嗓音工作者不会觉得嗓子有什么异样，偶尔用声过度或者发声方法不当，造成暂时的嗓音疲劳，发声器官会出现轻微的不舒服感觉，充分休息后，身体健康的人往往也能较快恢复。但是，患上嗓音职业病以后，就没有这么轻松了。

患有嗓音职业病，患者往往是能自觉的，可以对嗓音职业病的情况进行自我评估。

（1）咽喉部感觉是否异常

嗓音健康人群一般不会有咽喉不舒服等感觉。患上嗓音职业病后，职业嗓音工作者的咽喉部会出现这样一些症状：喉咙发干、发痒，有异物感、有

① 国际劳工局. 职业病的鉴别和认定——将疾病列入国际劳工组织职业病目录的标准 [M]. 张敏，译. 北京：中国科学技术出版社，2012: 34.

烧灼感，咽喉疼痛，不想说话，咳嗽，痰中有血或血痂，失声，等等。

（2）嗓音是否异常

嗓音健康人群一般不会感觉到嗓音异常。但嗓音职业病患者会觉得自己的声音没有以前那么高或低了，音域变窄了；声音轻飘飘的，不响亮，声音传不远，缺少穿透力，向远处喊人困难；一口气说的内容没有以前那么多了；声音的色彩发生了变化，比如破音，声音变得干涩、粗糙、沙哑、沉闷，暗淡无光泽，声音空虚，不明亮。

（3）发声能力是否下降

通常情况下，嗓音健康人群不会觉得发声能力有什么变化。但是嗓音职业病患者的发声能力往往会出现一些变化，比如：发高强音的能力会大大减弱，声音高不上去，强不起来；说话费力，要使很大劲说话才能让别人听明白；说话不能持久，说一会儿就觉得胸闷、气紧，嗓子累，发明亮的实声的能力减弱甚至丧失。

（4）对交际的影响

嗓音健康人群一般不会有嗓音影响交际活动的情况发生。但是，嗓音职业病患者张口说话，其声音往往会让人听出来不正常，人们多会关心他："你的嗓子怎么了？"由于音高、音强和音色等的变化，说话时常常让人听不清楚。由于说话困难，患者就不想多说，有时还会造成误会，让人误解为患者是孤傲之人，等等。有时会出现别人不喜欢患者的声音的情况，这会使患者心里难受，甚至产生自卑感，严重者不仅影响交际，还会降低生活的质量。

目前，医学界多使用由 Jacobson 等人 1997 年提出的嗓音障碍指数（Voice Handicap Index，VHI）量表对患者进行自我评价，这被认为是对患者和医生都有用的一种方法。

嗓音障碍指数量表中文普通话版[①]

为评估发声问题对您的生活的影响程度，请在认为符合自己情况的数字上画圈：

0= 无； 1= 很少； 2= 有时； 3= 经常； 4= 总是

第一部分 功能方面（FUNCTIONAL）：

F1 由于我的嗓音问题别人难以听见我说话的声音	0 1 2 3 4
F2 在嘈杂环境中别人难以听明白我说的话	0 1 2 3 4
F3 当我在房间另一头叫家人时，他们难以听见	0 1 2 3 4

---

① 徐文，李红艳，胡蓉，等．嗓音障碍指数量表中文版信度和效度评价 [J]．中华耳鼻咽喉头颈外科杂志，2008（9）：670-675．

F7 面对面交谈时，别人会要我重复我说过的话　　　　0　1　2　3　4

由于噪音问题：

F4 我打电话的次数较以往减少　　　　　　　　　　0　1　2　3　4

F5 我会刻意避免在人多的地方与人交谈　　　　　　0　1　2　3　4

F6 我减少与朋友、邻居或亲人说话　　　　　　　　0　1　2　3　4

F8 限制了我的个人及社交生活　　　　　　　　　　0　1　2　3　4

F9 我感到在交谈中话跟不上　　　　　　　　　　　0　1　2　3　4

F10 我的收入受到影响　　　　　　　　　　　　　　0　1　2　3　4

第二部分　生理方面（PHYSICAL）：

P1 说话时我会感觉气短　　　　　　　　　　　　　0　1　2　3　4

P2 一天之中我的嗓音不稳定，会有变化　　　　　　0　1　2　3　4

P3 人们会问我："你的声音出了什么问题？"　　　　0　1　2　3　4

P4 我的声音听上去嘶哑干涩　　　　　　　　　　　0　1　2　3　4

P5 我感到好像需要努力才能发出声音　　　　　　　0　1　2　3　4

P6 我声音的清晰度变化无常　　　　　　　　　　　0　1　2　3　4

P7 我会尝试改变我的声音以便听起来有所不同　　　0　1　2　3　4

P8 我说话时感到很吃力　　　　　　　　　　　　　0　1　2　3　4

P9 我的声音晚上会更差　　　　　　　　　　　　　0　1　2　3　4

P10 我说话时会出现失声的情况　　　　　　　　　　0　1　2　3　4

第三部分　情感方面（EMOTIONAL）：

E1 我的声音使我在与他人交谈时感到紧张　　　　　0　1　2　3　4

E2 别人听到我的声音会觉得难受　　　　　　　　　0　1　2　3　4

E3 我发现别人并不能理解我的声音问题　　　　　　0　1　2　3　4

由于噪音问题：

E4 我感到苦恼　　　　　　　　　　　　　　　　　0　1　2　3　4

E5 我变得不如以前外向　　　　　　　　　　　　　0　1　2　3　4

E6 我觉得自己身体有缺陷　　　　　　　　　　　　0　1　2　3　4

E7 别人让我重复刚说过的话时，我感到烦恼　　　　0　1　2　3　4

E8 别人让我重复刚说过的话时，我感到尴尬　　　　0　1　2　3　4

E9 觉得自己能力不够（没有用）　　　　　　　　　0　1　2　3　4

E10 我感到羞愧　　　　　　　　　　　　　　　　　0　1　2　3　4

　　虽然此表还有一些不足，但可以作为嗓音职业病患者对自己嗓音的自我评估的重要参考。

　　患者的自我评估，可能会出现准确性不够的问题。

2. 嗓音职业病的专家主观评估

　　所谓嗓音职业病的专家主观评估，是指由具有良好专业训练的嗓音专家对嗓音职业病患者的嗓音进行的主观听感知评估。"嗓音的主观听感知评估被定义为依靠临床医生的技巧进行评估而不依赖于仪器的测试，即通过听觉来评估嗓音障碍的程度或分析嗓音质量"[①]。

目前国际上较为常用的嗓音障碍评估方法是日本言语语音学会提出的GRBAS评估方法。G（grade），指嗓音的总嘶哑度，代表对异常嗓音的整体主观感知分级；R（roughness），指嗓音的粗糙声，代表发音不规则的程度；B（breathiness），指气息声，代表气息声的程度；A（asthenia），指无力声，代表发音弱或无力程度；S（strain），指紧张声，代表发音过度紧张及亢进程度。上述五个指标的评估各分为4个等级：0级为正常，1级为轻度异常，2级为中度异常，3级为重度异常。

GRBAS评估的执行是一个很大的难题。由于是主观性评价，嗓音职业病的专家评价会受到评价者主观和外在众多因素的制约，比如，如何确定各个等级？标准是什么？需要依据哪些参数？不同专家执行标准的水平一致性如何保证？同一专家在不同时间对同一声音样本的评价是否一致？于萍、王荣光指出：目前对病理性嗓音的描述非常困难，在目前缺少理论指导的情况下，可以通过对评估方法的标准化研究，即对评估过程（程序）进行严格的监控（控制），标记出由于研究方法的不确定性而可能出现的偏差，从而建立起统一的嗓音障碍评估方法。他们推荐采用下列评估方案：

①评估参数：GRBAS方法的评估参数，其中以总嘶哑度（grade，G）最常用；
②评估尺度：4级或5级分级尺度；
③听评委：4到5名有经验的专业人员；
④声音样本：统一文字的朗读声；
⑤评估方法：评委独立盲评法。[②]

美国言语语言听力协会在日本言语语音学会GRBAS基础上提出了嗓音听感知一致性评估（Consensus and Auditory Perceptual Evaluation of Voice，CAPE-V），德国人在GRBAS基础上提出了RBH分级（Roughness, Breathiness, Hoarseness）。此外还有布法罗嗓音测验图（the Buffalo Voice Profile，BVP）、嗓音测验分析略图（Vocal Profile Analysis Scheme，VPAS）、Hammerberg评估方法、斯德哥尔摩嗓音评估（Stockholm Voice Evaluation，SVE）等专家评估方法。

当前，我国嗓音医学界对嗓音职业病的专家评估，无论是实践和理论研究都还处于起步阶段，还有大量的问题需要进一步探索。

对嗓音职业病进行检查与评估时，通常可以综合采用主观评估及客观检查与评估的多种手段与方法。

① 于萍，王荣光.嗓音障碍主观听感知评估研究现状 [J].听力学及言语疾病杂志，2009，17（1）：1-6.
② 于萍，王荣光.嗓音障碍主观听感知评估研究现状 [J].听力学及言语疾病杂志，2009，17（1）：1-6.

（二）嗓音职业病的客观检查与评估

嗓音职业病患者去医院就医，医生往往首先要对患者进行病况询问，包括病人症状自述、嗓子不舒服的具体感受、发病时间等。在语言交流过程中，除了了解患者的症状自述，医生还会关注患者声音的异常状况，比如，声音沉闷，缺少高音、亮音，声音轻飘无力、声音微弱，说话吃力，声音嘶哑，发声漏气，声音出现突然阻断现象，发声不能持久，等等。必要时还会对患者进行嗓音障碍指数调查。

此外，医生可能会询问患者病史，了解患者以往嗓音病的发病情况以及其他器官和全身性疾病的情况。必要时会根据 GRBAS 评估方法对患者进行嗓音质量评估。

1. 检查咽喉部

随着我国医疗条件的改善，越来越多医院的嗓音检查设备和技术更加先进。医生可以根据与患者交流时建立的初步判断，结合医院的设备与技术条件，选择使用多种仪器进行检查。从喉镜检查角度看，可以使用间接喉镜检查、纤维喉镜检查、硬性喉镜检查、电子喉镜检查、直接喉镜检查等；从发声功能检查角度看，可以使用动态喉镜检查、电声门图检查、光声门图检查、超高速摄影检查等；此外还可以进行喉肌电图检查、嗓音的声学评估、发声空气动力学检查、共鸣系统的多通道语音分析、相干光断层扫描技术检查等。通过检查，确定患者的疾病类型。

2. 考虑心理因素

一些患者会出现声音无明显异常，咽喉部检查未见器质性病变，但总觉得咽喉部不适的情况。此时，就要考虑患者的心理因素。比如，了解患者对自己发声、用声状况的总体认识，患者在工作过程中甚至工作用声前后的心理状态，是否过度紧张、焦虑，对自己嗓音的期待等。

此外，医生还会注意患者身体其他疾病引发的嗓音疾病，也要考虑女性月经期出现的声带黏膜充血、水肿，声带黏膜层的柔软性下降等问题引发的嗓音变化。医生根据上述多方面的综合信息，对患者的嗓音职业病情况进行基本诊断，以便采取恰当的措施进行治疗。

受中华医学会耳鼻喉头颈外科分会嗓音医学组委托，徐文编制了耳鼻咽喉门诊嗓音疾病诊断的简化流程：先进行病史采集，然后进行动态喉镜检查—声嘶的听感知评估—记录患者连续讲话情况—记录患者最长发声时间—测量轻声讲话时的声压级等[①]。徐文翻译的 T.Nawka 的《嗓音评估报告

---

① 徐文.耳鼻咽喉门诊嗓音疾病诊断的简化流程 [M] // 沃夫兰姆·辛德勒.嗓音诊断手册.郑宏良,译.北京：人民卫生出版社,2017：183-184.

范例》显示了患者的以下信息：喉镜结果、动态喉镜评估、动态喉镜记波图、歌唱嗓音分析、听感知评估、音域分析、总结[①]。

中医诊断嗓音疾病，除了采用诊断通常疾病使用的方法外，还采用咽喉局部的望诊、闻诊、问诊、切诊方法。望诊主要指观察口咽部、鼻咽部、喉咽及喉部的情况，必要时要结合喉镜等设备观察。闻诊主要指嗅气味和听声音。问诊主要指重点询问患者的咽喉疼痛、吞咽困难、声音嘶哑、咳嗽咯痰等主要临床表现。切诊主要指对颌下、喉结及颈前区、颈侧面触诊，用压舌板轻触口腔内相应部位的情况等[②]。

二、嗓音职业病的主要类型

目前，有关嗓音职业病类型的认识还没有形成统一的意见。代表性观点有以下几种。

（一）王振亚的职业性喉病分类

1965 年，王振亚、冯葆富根据临床接触的声乐和戏曲演唱者喉病情况，把职业性喉病分为十类：急性喉炎、慢性单纯性喉炎、慢性肥厚性喉炎、声带小结、声带息肉性疾患、喉肌弱症、室带疾患、声带血管疾患、声带水肿、心理性发声障碍等[③]。这是较早的职业性喉病的系统性分类，并且它主要是针对演唱职业人员的。

1981 年，为解决临床上对职业性喉病诊断标准不统一的困难，王振亚根据所见 1 180 例职业性喉病，把职业性喉病分为 10 类 18 型：急性喉炎、单侧性声带炎、慢性喉炎（单纯型、肥厚型）、声带小结（急性水肿型、慢性纤维型）、声带息肉（广基型、条状型、息肉样变型、有蒂型）、喉肌弱症（单纯型、梭状型、三角型、混合型）、室带疾患（代偿型、肥厚型）、声带血管性疾患（黏膜下出血型、血管扩张型）、声带水肿（局限型、扩散型）、心理性发声障碍[④]。这个分类对多数类别内部的情况进行了细化，且大类名称与 1965 年的也有一些不同。王振亚这里所说的职业性喉病患者，包括了演唱发声和言语发声的歌唱演员、戏曲演员、话剧演员、教师和广播员等。

（二）冯葆富的歌唱职业病分类

1981 年，冯葆富等人根据 614 例临床病例，把歌唱职业病分为 9 类 24

① 徐文.耳鼻咽喉门诊嗓音疾病诊断的简化流程之嗓音评估报告范例 [M]// 沃夫兰姆·辛德勒.嗓音诊断手册.郑宏良，译.北京：人民卫生出版社，2017：183-184.

② 熊大经，严道南.中医耳鼻咽喉科学 [M].2 版.上海：上海科学技术出版社，2017：136.

③ 王振亚，冯葆富.职业性喉病临床分类的探讨 [J].天津医药，1965（11）：853-857.

④ 王振亚.职业性喉病的临床分类意见 [J].重庆医药，1981（3）：52，55-56.

型：急性运动过度性喉炎（急性声带炎型、单侧声带炎型、边缘性声带炎型、构间炎型）、慢性运动过度性喉炎（慢性声带炎型、肥厚型声带炎型）、发声运动过度性声带水肿（局限型、弥漫型）、声带小结（急性水肿型、慢性纤维型）、声带息肉（广基型、条状型、全息肉样变型、有蒂型）、声带血管疾患（黏膜下出血型、血管扩张型、类小血管瘤型）、声门运动障碍（运动过度型、运动不足型）、室带疾患（运动过度型、运动代偿型、室带肥厚型）、心理性发声运动障碍（原发型、继发型）[1]。这个分类跟他们1965年的分类相比，类别上减少了1个，但细分了小类。

与王振亚的认识不同的是，冯葆富把单侧性声带炎划入急性喉炎，同时细化了急性喉炎的下位类型，增加了声带血管疾患、室带疾患的下一级类型：类小血管瘤型、运动过度型，把心理性发声运动障碍细化为两个类别。另外，王振亚和冯葆富的分类在大类的名称上也有一些差异。

（三）王希对教师嗓音病的分类

1987年，王希根据其对山东省1 146名教师的调查，把教师发声器官运动性嗓音疾病大致分为8类：教师嗓音常见多发病（声带平行闭合不良、菱形闭合不良、三角形闭合不良、环甲肌系统疲劳、声带肥厚等）、声带血管系统病（声带黏膜下出血、声带血管扩张、声带血管曲张、声带血管痣、声带血管瘤等）、急、慢性声带炎、单纯性声带水肿、单侧声带炎等、声带小结、声带息肉、急、慢性喉炎、咽炎、发声器官解剖学形态构造欠佳（如构状软骨不对称、声带突过大、小角软骨尖过高、室带发育不良、过度卷曲型会厌、声门偏斜、两条声带宽度不一等）。作者对每一类疾病的职业性或非职业性成因进行了分析，其中因素多跟发声有关。[2]

2016年，王希把教师常见的嗓音疾病调整为12个大类：发音器官运动超限引起的嗓音疾病（声带平行闭合不全、声带梭形闭合不全、声带三角闭合不全、弥漫性肥厚性声带炎）、声带发音区黏膜运动创伤、喉肌疲劳或喉肌纤维炎、声带喉室缘瘀血症、声带麻痹、声带黏膜下片状出血、单侧声带炎、声带小结、声带息肉、劳累性声带炎、声带血管痣（瘤）、急性喉炎、咽炎。[3]

王希的研究对以言语嗓音为职业工具人员的嗓音职业病分类具有重要参考价值。

（四）其他意见

1985年，杨和钧在讨论常见嗓音疾病时提到，有些嗓音疾病的发生原因

① 冯葆富，齐忠政，刘运墀.歌唱医学基础[M].上海：上海科学技术出版社，1981：194-195.
② 王希.教师嗓音疾病调查报告（摘要）[J].齐鲁艺苑，1987（3）：12-14.
③ 王希.教师金嗓子手册[M].济南：济南出版社，2016：88-106.

与发声有关，比如慢性咽炎、喉炎、运动过度性发声障碍、单侧性声带炎、声带出血、声带水肿、声带小结、声带息肉、喉肌弱症、室带疾病、声门闭合不全等[①]。这个分类没有对下一级的小类进一步细分，但它把咽炎纳入了考察的范围。1995年，杨和钧把慢性咽炎的种类分为：慢性单纯性咽炎、慢性肥厚性（慢性增殖性）咽炎、萎缩性慢性咽炎、过敏性咽炎等[②]。这使得慢性咽炎的分类进一步细化。

2009年，于萍指出，从事歌唱职业的人常见的嗓音疾病有：咽炎、喉炎、声带闭合不良、声带充血、声带水肿、声带肥厚、声带息肉及声带小结等，同时，她把艺术嗓音疾病的常见类型分为：急性喉炎、声带先天性病变、声带小结、急性声带黏膜下出血、声带息肉和喉肌无力症。[③]

根据前文对嗓音职业病的界定，我们认为由职业原因引发的所有咽喉疾病都可以纳入嗓音职业病的考察范围。

三、常见嗓音职业病的主要症状

嗓音职业病患者数量庞大，疾病种类较多，情况比较复杂。他们所患嗓音病，多数因职业原因引发，但也有一些非职业因素诱发。下面着重讨论常见嗓音职业病的主要症状。

（一）咽炎

咽炎是咽部黏膜及黏膜下组织的炎症，主要症状是咽部充血红肿，有异物感、干燥灼热感，咽部刺痒干咳，甚至疼痛。咽炎分为急性咽炎和慢性咽炎。

急性咽炎发病一般较快，先是觉得咽干燥不适，灼热咽痛，有粗糙感，而后逐渐加重，空咽时咽痛尤重，甚至疼痛感可放射至耳部。咽部黏膜呈弥漫性充血，小舌头水肿，有的人颌下淋巴结肿大并有压痛。甚至出现吞咽不便，还可能出现发热、怕冷、头痛、周身酸痛、食欲差、大便干、口干渴等全身反应。[④]

慢性咽炎分为慢性单纯性咽炎、慢性肥厚性咽炎、干燥性咽炎和萎缩性咽炎等几种类型。慢性单纯性咽炎表现为咽黏膜慢性充血、黏膜下结缔组织及黏液腺增生，咽分泌物较多。肥厚性咽炎（也称颗粒性咽炎）以咽部淋巴组织增生为主，咽后壁有大小不等的颗粒增生组织，有时甚至连接成片，咽

① 杨和钧.艺术嗓音保健之友 [M].北京：文化艺术出版社，1985：47-56.
② 杨和钧.与教师谈慢性咽炎 [J].健康，1995（7）：20.
③ 于萍，王荣光.嗓音疾病与嗓音外科学 [M].北京：人民军医出版社，2009：238-239.
④ 杨小锋.教师发声训练教程 [M].北京：北京师范大学出版社，2010：210.

后壁增厚。萎缩性咽炎以萎缩性改变为主，咽黏膜及黏膜下组织变薄，血管及腺体都减少，往往伴有萎缩性鼻炎。干燥性咽炎仅表现为咽黏膜干燥，病人感到咽部不适，有异物感，发痒、干燥、微痛。分泌物有多有少，较黏稠，常附在咽后壁，引起刺激咳嗽。晨起常用力咯出咽部分泌物，可引起恶心、呕吐等现象。咽慢性充血，呈深红色或暗红色，或有扩张的小血管，咽弓黏膜肥厚，后壁见到颗粒状淋巴滤泡，表面常附有分泌物。萎缩性咽炎也可见咽干燥，甚至发亮、光滑、菲薄，常附有干痂。①

（二）喉炎

喉炎指喉黏膜的炎症，是导致声音嘶哑的常见疾病，分为急性和慢性两种。

急性喉炎发病突然，常常表现出下列症状：发热、畏寒、疲乏等。声音嘶哑轻者发音粗糙，音质欠圆润；重者发音沙哑，甚至完全失声。喉部干燥、有异物感、喉痛，发音时疼痛加重。初起干咳无痰，后有黏脓性分泌物咳出，如分泌物稠厚则不易咳出。②

慢性喉炎是喉黏膜及黏膜下层的慢性炎症性病变。慢性喉炎可分为慢性单纯性喉炎、肥厚性喉炎和萎缩性喉炎，后者近年较少见③。慢性喉炎的主要症状是声音变暗或沙哑，音调变低，音量变化困难，用声不能持久等。病人自觉声音较轻较弱且沉闷，发声费力，经禁声后症状会有所减轻甚至消失，但恢复用嗓后又会出现，时好时差，反反复复，病程漫长。病人常常对发声感到苦恼。声音沙哑在早期时为间歇性的，以后逐渐呈持续性声嘶，一般症状在晨起时较重，随着活动的增加而减轻，次晨症状又加重，如此反复。但也有人晨起时发声正常，讲话多了以后就出现声嘶。病情严重者可失声，但完全失声者比较少。病人常有喉部异物感、干燥感、刺痒感或烧灼感，有的尚有隐痛感等，以上不适感在多讲多唱后尤为明显，经休息后症状可以减轻或消失。干咳是慢性喉炎的特有症状，病人常借此减轻不适感，讲话或演唱前，往往有想咳出喉内分泌物的清喉声，但又咳不出多少分泌物，这种干咳已成为习惯。④

（三）声带小结

声带小结，是创伤性嗓音疾病中的常见病，是声带边缘上长出的呈对称性的粟粒大小的增生。声带小结的主要症状是声嘶，早期程度较轻，发高音

---

① 杨小锋.教师发声训练教程[M].北京：北京师范大学出版社，2010：211.
② 韩德民，Robert T. Sataloff，徐文.嗓音医学[M].2版.北京：人民卫生出版社，2017：164.
③ 韩德民，Robert T. Sataloff，徐文.嗓音医学[M].2版.北京：人民卫生出版社，2017：165.
④ 杨小锋.教师发声训练教程[M].北京：北京师范大学出版社，2010：212-214.

有破音，低音无变化，早期为间歇性的声嘶，以后呈持续性声嘶。在小结将要发生之处，常有黏液积聚；小结形成后，双侧声带边缘不能靠拢，会妨碍声门闭合。声带小结多发生在双侧声带前、中 1/3 交点的游离缘，轻度声带小结会出现发声不畅、用声不久易疲劳等症状，而且发高音易"破"；重者会出现持续性声音嘶哑，发不出高音，音色变暗，甚至连中低音也发不响亮。声带小结的发病年龄多见于 20 ~ 40 岁，50 岁后发病率明显减少，患者中以女性居多[1]。国外有人认为，"成人声带小结多发生于爱说话，具有攻击性，情绪易紧张、愤怒、压抑的人群"[2]。

（四）声带息肉

声带息肉是发生在声带上、表面光滑、呈球状的良性增生物。声带息肉多见于成年人。声带息肉好发于一侧声带的前、中 1/3 交界处边缘，也有发于两侧声带的，为半透明、白色或粉红色表面光滑的肿物。

声带息肉的主要症状是：持续性声音嘶哑，出现发音音高单调和（或）音域减低的音域改变，发音疲劳，患者可同时伴有咽部不适、发音时咽喉部疼痛及清嗓等症状[3]。大的息肉可出现呼吸不畅，或有咽喉异物感，严重者可致失声。

（五）声带任克水肿

声带任克水肿，又称声带鱼腹状息肉、息肉样声带炎等，是指声带黏膜固有层浅层疏松组织的一种弥漫性水肿病变。

声带任克水肿的主要症状有：患者声音嘶哑，音高低沉，女性更为明显，说话音高似男声；发音疲劳；可伴有咽喉部异物感，引发频繁的清嗓症状；可出现不同程度的呼吸不畅甚至呼吸困难或喉痉挛[4]。

（六）声带出血

声带出血也叫声带黏膜下出血，为声带的血管性疾病，往往突然发生，属创伤性嗓音病，一般女性多于男性，中年患者居多。

主要症状为：声音突然嘶哑、发声费力，重者甚至失音，喉微痛，多有疲劳过度、睡眠不佳、气短、进食差，或者有头斜向一侧讲话的恶习，可能近期有上呼吸道感染及妇女临经史等[5]。

① 于萍，王荣光 . 嗓音疾病与嗓音外科学 [M]. 北京：人民军医出版社，2009：97.
② 韩德民，Robert T. Sataloff，徐文 . 嗓音医学 [M].2 版 . 北京：人民卫生出版社，2017：201.
③ 韩德民，Robert T. Sataloff，徐文 . 嗓音医学 [M].2 版 . 北京：人民卫生出版社，2017：204.
④ 韩德民，Robert T. Sataloff，徐文 . 嗓音医学 [M].2 版 . 北京：人民卫生出版社，2017：206.
⑤ 杨小锋 . 教师发声训练教程 [M]. 北京：北京师范大学出版社，2010：216.

（七）室带疾病

室带，又称假声带，是位于声带上方的一对黏膜皱襞。室带不直接参加声带振动发声，但是它起着保护性括约作用。室带疾病主要有运动过度、室带运动代偿、室带肥厚和室带超越等几种类型。

室带疾病常导致发音障碍，所以又称室带性发音困难。主要症状有：室带性发音主要是声带闭合不良，室带代偿而发生振动发音，患者嗓音沉闷或沙哑，感到说话特别费力，常伴有喉异物感、干燥感等，检查可见一侧或两侧室带对称性前端肥厚，部分超越遮盖声带，也可见全长室带肥厚。[①]

（八）喉肌弱症

喉肌弱症，又称为喉肌无力、喉肌疲劳，或者声门运动障碍。喉肌指声门闭合肌，包括甲杓肌、环杓侧肌、杓间肌、声门开大肌，如环杓后肌，以及声带紧张肌，如环甲肌等与发声有关的肌肉。喉肌弱症是指上述喉肌张力低下，即张力不足的病症。

主要症状：喉肌弱症早期表现为说话费力，自感吃力，唱歌时换气频繁、发高强音和低弱音时声音不易控制，以后声嘶明显，严重时甚至会失声。喉肌弱症，通常可见声门闭合不全，表现为各种程度和各种不同形态。患者常伴有精神疲乏、不想说话、容易感冒等现象。此病多因长期过强用力发声致喉肌疲劳所致，慢性喉炎等疾病也可导致喉肌张力下降，收缩乏力。

（九）心理性发声运动障碍

心理与发声的关系非常密切，心理因素也会导致嗓音疾病。因心理状态和高级神经活动的异常状态引起的发声运动障碍，就是心理性发声运动障碍。

这种疾病又分为原发性心理性发声运动障碍和继发性心理性发声运动障碍两种。前者临床表现是，喉部发声器官毫无器质性病变，单纯由心理精神因素引发。后者多因一些轻微的器质性病变导致患者不敢歌唱，心理过度紧张等。

其他疾病还有声带囊肿、声带闭合不良、声带麻痹、环杓关节炎、环甲关节炎、扁桃体炎，等等。

[①] 薄慕真，杜栩名. 歌唱与嗓音保健 [M]. 北京：金盾出版社，2008：91.

第三节　嗓音职业病的成因

嗓音职业病，又称职业性嗓音病，其发病原因与职业用声密切相关。早在 20 世纪 80 年代初期，冯葆富等人就指出，过度发声和方法不当是职业性嗓音疾病的主要原因[1]。此后对嗓音职业病发病原因的研究，都是基于这两大原因展开的。于萍、王荣光指出，"嗓音滥用和嗓音误用是导致嗓音患疾的主要原因"[2]。唐俊等人的研究表明，中小学教师嗓音障碍的职业风险因素"包括用嗓习惯不良、发声方法不正确、教室内学生的数量、教室内的温差变化和教室内的噪音"[3]。除了发声方法不正确外，这些因素多是过度发声的诱因。

一、过度发声

过度发声，是指超过发声者发声器官承受能力的长时间、大音量、高音调、强力度的发声。这里的长时间，指的是职业嗓音工作者连续发声的时间很长，比如连续说一两个小时甚至更久。大音量是指超过发声者中等音量的大声说话声音。高音调，是指高于发声者中等音高的发声。强力度是指超过发声者中等力度声音的发声。总体上看，过度发声呈现高强度发声的特点。

（一）过度发声的主要表现

人与人之间的发声能力有差异。有的人发声能力强，发出的声音洪亮，连续说几个小时而不觉得太累；有的人发声能力较弱，发出的声音不太响亮，连续说几十分钟都觉得累，再多说话，就会嗓子疼；多数人的发声能力居中，但大音量连续说一两个小时以上也觉得嗓子累，甚至嗓子疼痛，声音嘶哑。每个人的发声能力都有一定的限度，超过这个限度，就属于过度发声了，就会出现多种多样的不适。即使是经过严格的发声训练的专业人士，超过了自己的发声限度，也会出现嗓音问题。

第一，发声器官不适。根据过度发声的程度，发声者会呈现不同的发声

---

[1] 冯葆富，齐忠政，刘运墀.歌唱医学基础 [M].上海：上海科学技术出版，1981：167.

[2] 于萍，王荣光.嗓音疾病与嗓音外科学 [M].北京：人民军医出版社，2009.

[3] 唐俊，万萍，陈旭辉，等.关于中小学教师嗓音障碍及其康复介入的研究进展 [J].临床耳鼻咽喉头颈外科杂志，2016，30（1）：84-88.

器官不适。轻微的不适表现为嗓子干涩，不舒服，总想喝水。较重的不适表现为嗓子干得"冒烟"，甚至疼痛，即使喝水也不能缓解。更严重的不适表现为胸闷、气紧，伴有嗓子疼痛，不想说话，情绪低落，甚至烦躁难受，怨恨自己的职业，等等。

第二，嗓音质量下降。过度发声，会造成发声器官运动过度，就像人们长时间进行高强度体力劳动一样，过度劳累会使发声器官的运动能力下降，出现声音干涩，音色暗淡，发高强音困难，甚至发不出高强音，声音嘶哑难听，严重者可能出现发声困难、失声等现象。

长期过度发声会形成恶性循环，对发声器官的伤害很大。

(二) 过度发声的主要原因

造成过度发声的原因是多种多样的。综合既有的研究成果看，主要原因有不良的用嗓习惯、工作条件限制、社会和自然环境影响、生理和心理因素制约、不良生活习惯和嗓音保护意识欠缺等。

从职业原因看，有的跟工作量太大有关，比如因工作需要，一个人承担了两三个人的工作量，必须长时间连续讲话。有的教师周课时长期超过20节，授课班级学生数量太多。有的是因为工作条件限制，比如缺少扩音设备或者设备性能较差而被迫过度发声，工作环境噪音太大，工作环境太空旷等。

过度发声与用声者个人的性格、用嗓习惯也有关系。性子较急的人，说话容易激动，性格特别外向的人很喜欢表达自己的意见，话特别多，习惯于说话速度快，好用高、亮、响的声音，也会造成过度发声。

二、发声方法不当

发声方法不当主要指发声者不会科学地使用发声器官，没有充分发挥发声器官的工作效能，采用了不利于发声器官协调运动，使其不能发出高质量声音，不具备持久发声能力的错误的发声方法，例如捏挤喉部发声、喊叫式发声等。

(一) 发声方法不当的主要表现

目前，我国除了音乐、戏剧、戏曲、表演、播音主持等有声艺术专业学生和专业人士接受过科学发声训练外，大量职业嗓音工作者没有接受科学发声训练，他们中多数人不会科学地发声，发声多凭自己的感觉。这也是目前嗓音职业病发病率和复发率高的一个主要原因。

职业用声不同于生活用声，对声音的高度、响度、清晰度、色彩、发声持久性等都有要求，所以，未经科学训练的人往往会乱用嗓子，以求达到工作对声音的需求。这种乱用嗓子，多属发声方法不当。方法不当主要表现在以下几个方面。

第一，发声时不知道如何用气发声，发声的动力供应不足。发声者不清楚怎样把气息吸到小腹，不明白如何用腰腹肌肉控制呼吸，因而出现无论怎么吸气气息都不够用，越想控制气息越控制不住，气息越来越浅，声音越来越虚、越来越暗淡等问题。发声的动力不足，仿佛机器的动力不足，人体营养不良，对整个发声活动会产生一系列负面影响。

第二，不知道如何使声音响亮。发声时，有的人不知道用气声贯通的方法充分打开发声通道，获得充分的共鸣，增加声音的响亮度，只会嗓子使劲，增加声带的紧张度。这样发声是靠捏挤嗓子，使用硬起声的方法增加音量。如此用声的结果是，声音越来越暗，音量越来越小，发声吃力，伤害嗓子。

第三，不知道怎样发较高的声音。发较高的声音，许多人不知道寻找声音的高位置，只会嗓子使劲，且声音位置靠后。虽然从发声的原理上看，声音的高低决定于声带振动的频率给嗓子加劲，促使声带振动得更快，可以提升声带振动的频率，但是如果使蛮劲，会使声带受到强力的冲击，长时间这样发声，声带不堪重负，就会发生病变。

第四，发声时不该用力的部位用力，发声不能持久。发声时，发声者的颌关节、下巴、脖子、肩部和胸部不会放松，甚至全身紧张，导致声音不动听，发声各器官容易疲劳，发声不能持久。其实，发声时除了腰腹用力、咬字器官用一点点力之外，身体的其他部位是相对放松的。尤其是胸部、肩部、颈部、颌关节和下巴的放松，对于发声活动的意义非常大。换气时腰腹肌肉的放松是换气到位的重要前提。

（二）发声方法不当的主要原因

目前，我国大量职业嗓音工作者不具备科学发声的能力，即使是嗓音专科医生，多数人也没有掌握科学发声的方法。可以说，造成绝大多数职业嗓音工作者发声方法不当的主要原因就是他们没有接受科学发声训练，不会科学地发声。

发声方法的训练涉及对科学发声的研究、发声专业师资的培养、训练教材的编制、教学方法的研究等众多方面，目前在我国，这些工作都急需加强。

三、其他原因

从工作的环境上看，有一些非职业性嗓音工作者会面临大量粉尘、有害气体的长期侵害，导致呼吸系统疾病，引发嗓音职业病。但这不在本书的关注范围之内。

一些相对特殊的地域，比如我国东北地区的职业嗓音工作者，因气候寒冷，长期关门闭窗，不利通风，冬天空调或暖气等取暖设备往往滋生有害微生物，引发过敏性呼吸道疾病，如急、慢性鼻咽炎。[①]

　　需要注意的是，嗓音职业病的形成往往是多种因素综合作用的结果。对多数人来说，在工作中既有过度发声问题，也存在发声方法不当的毛病，可能还会遭遇环境的影响以及心理因素的制约。即使是已经掌握了科学发声方法的人，若不注意避免过度发声，同样会患上嗓音职业病。

第四节　嗓音职业病的危害

　　《中华人民共和国职业病防治法》第八十七条指出："职业病危害，是指对从事职业活动的劳动者可能导致职业病的各种危害。职业病危害因素包括：职业活动中存在的各种有害的化学、物理、生物因素以及在作业过程中产生的其他职业有害因素。"虽然在多数情况下，嗓音职业病并不像法定职业病那样对职业嗓音工作者的生命构成严重危害，但是它的危害也是显而易见、不容忽视的，甚至有时是严重的。

　　嗓音职业病的危害主要表现在以下几个方面。

一、影响身心健康，降低职业认同感

　　患上嗓音职业病，对职业嗓音工作者来说，不只是不愉快那么简单。嗓音是职业嗓音工作者最重要的职业工具，无论是教师还是营销人员或者文博系统讲解员以及其他职业嗓音工作者，他们要完成工作任务，都离不开嗓音。嗓音职业病的症状很多，轻则喉咙干涩，嗓子疼痛，声音嘶哑，喉部有烧灼感，不想说话，吞咽时咽喉部不舒服甚至困难，重则失声，不能说话。而工作又需要人们必须讲话，必须使用嗓音，这就形成了一种矛盾——嗓子难受，本该休息，但为了完成工作任务还得继续说话。长期如此，就会形成恶性循环，如果不能从根本上解决问题，就很可能使发声器官的病变越来越严重，甚至会诱发其他器官的疾病，这会使患者的身体健康受到更大的影响。

　　一个人的身体出现了病变，特别是出现慢性职业性嗓音疾病，长期得不到根治，很可能产生心理上的负担，比如惧怕上班，不愿说话，总怕别人听不清楚，担心完不成工作任务……长此下去，焦虑心理会越来越严重，还可能导致心理疾病。有研究指出，多数嗓音病患者常存在不同程度的心

① 李世纲. 东北气候对艺术嗓音的影响与防治对策 [J]. 艺术研究，2011（4）：28-29.

理障碍 [1]。

如果嗓音职业病造成的身心健康问题日益严重，患者要么想方设法去治疗嗓音疾病，要么只能改行从事少用嗓音的工作，但仍有一些人不愿意放弃原有职业，或者由于种种原因不能改行。如果发声方法不科学，长期过度用声和滥用嗓音，即使治愈的嗓音职业病也还会复发。长期遭受嗓音职业病的困扰，可能会降低人们对所从事职业的信心，降低对所从事职业的认同感。而职业认同感的降低，势必会影响到从业人员对自己职业的忠诚度、成就感，有的人还可能出现职业倦怠等多种问题。

人本主义心理学认为，人不但有生理需要、安全需要，还有归属和爱的需要、尊重需要、认识和理解的渴望、美的需要，以及自我实现需要 [2]。有严重嗓音职业病的患者，不用说满足其自我实现需要，恐怕连职业的归属感都会受到影响。

二、影响职业口语交际，降低工作效率

患上嗓音职业病后，由于说话时嗓子疼痛或有其他不适，声音嘶哑，甚至发声困难，人们本能的反应是缩短说话的时间，降低讲话的音量、音高，减少声音的亮度和力度，这对几乎每个工作日都需要大量讲话的人来说，是一件矛盾而痛苦的事情。实际上，嗓音职业病对发声器官的功能影响非常明显，即使患者工作的热情不减，意志力强大，忍耐着病痛发声，用声时也会经常出现心有余而力不足的情形。

嗓音职业病对发声器官的功能影响主要表现为以下几个方面。

第一，影响声带闭合功能，从而降低声音的亮度、力度和响度。正常情况下，人们的声带是可以轻松闭合的。除了咽部疾病，嗓音职业病中多数是喉部疾病，无论是声带小结、声带息肉、声带水肿、喉炎还是其他喉部疾病，都可能对声带的闭合造成很大的影响。声带闭合不良，发扎实、有力、响亮的实声就困难，发出的声音听起来粗糙、漏气，不集中，缺少美感，声音的穿透力会大大降低，声音通过空气传播的距离就会大大缩短，向远处喊人变得非常困难。

第二，影响声音的高度。嗓音的高低，决定于声带振动频率的快慢。声带振动频率越快，声音就越高。反之，声带振动频率越慢，声音就越低。发高音的时候，声带需要拉长变薄，才能快速振动。如果声带罹患疾病，它快速振动的能力就会下降，发高音就会变得困难。在嗓音职业病中，喉部的许多疾病都会使声带变化长度和厚度的能力减弱甚至丧失。

---

① 白全桂. 嗓音病的综合治疗 [J]. 华西医学，1997（4）：115-116.
② 车文博. 人本主义心理学 [M]. 杭州：浙江教育出版社，2003：123-126.

第三，音色变化受限。造成不同音色的原因是发声体不同、发声方法不同、共鸣器的形状不同。严重的嗓音职业病患者，由于其声带的变化能力不足，只要是涉及声带变化的发声方法改变，多数时候都难如人愿。如果共鸣腔体内还有炎症，比如咽炎、扁桃体炎，改变共鸣器形状的能力也会受限，共鸣腔内壁的肌肉红肿充血，对声音的反射能力降低，吸收声音的能力增强，声道共鸣减弱，要发出丰富多样的音色，也会变得困难。

当说话已成负担，人们的工作热情也可能随之降低，这使得完成职业口语交际任务也变得困难。教师不想说话，不能多说话，说话的声音让人听不清楚，怎么完成教育学生的任务呢？本来需要讲 40 分钟的内容，因为教师患了嗓音职业病，只能讲 10 分钟，而且音量小，教室后排的学生听不清楚，课堂教学质量将难以保证。此外，有的嗓音职业病患者的音色干涩、粗糙、沙哑，缺少美感，变化声音的能力下降，会使其口语的表现力、吸引力大打折扣。其他职业嗓音行业也会出现教师这样的情形，比如营销人员，患上嗓音职业病，发声困难，声音喑哑，已经不太可能再像从前那样轻松愉悦、生动详细地向客户介绍产品。有的人声嘶力竭地为客户推介产品，会让客户听着不舒服。网络直播带货时主播的声音难听，用户多半会离开。

职业嗓音工作者长期罹患嗓音疾病，说话成为生理和精神负担，势必会降低工作的效率。

三、影响生活口语交际，降低生活幸福感

患上嗓音职业病后，人们不仅在工作中不想说话，在生活中也不愿意多用嗓，有的人甚至整天闷闷不乐，心情郁闷、烦躁、焦虑、易怒，与家人沟通都可能出现问题或障碍，对生活的热情也会降低，还可能影响正常的人际交流，给生活带来麻烦。

我国传统的儒家思想认为，"五福临门"即为幸福的事情。《尚书·洪范》提出的"五福"，指的是"一曰寿，二曰富，三曰康宁，四曰攸好德，五曰考终命"。① 翻译成现代汉语，这五福指的就是长寿、富裕、康宁、好德、善终。《尚书·洪范》还提出了"六极"："一曰凶短折，二曰疾，三曰忧，四曰贫，五曰恶，六曰弱。"② 这是儒家认为的六种不幸的事，包括横死早夭、疾病、忧愁、贫困、凶恶、身体衰弱。患上嗓音职业病后，有的人嗓音质量越来越差，不能再像从前那样纵情歌唱，逐渐失去了优美的嗓音和良好的发声能力，与人交流也会失去信心。如果用传统的幸福观衡量，患上嗓音职业病，特别是比较严重的嗓音职业病，五福之"康宁"已不再，疾病、忧愁甚至身体衰弱

① 阮元. 十三经注疏（上册）. 影印本 [M]. 北京：中华书局，1980：193.
② 同上。

这些不幸的事随之而至，这无疑会降低患者对生活的幸福感。

用现代心理学的观念来衡量，"幸福感是指人类基于自身的满足感与安全感而主观产生的一系列欣喜与愉悦的情绪"。[①] 身体和心理的健康、良好的人际关系都是幸福感的重要组成部分，如果这些部分都因嗓音职业病而受到较大的负面影响，恐怕很难让患者高兴，难以让他们获得安全感和满足感。

可见，嗓音职业病会影响人们的生活幸福感。

过去，由于经济和社会发展程度不高，人们无暇顾及嗓音职业病。如今，我国已经进入全面小康社会，人民群众对嗓音的健康，对嗓音的美好越来越关注，对职业的成就感和生活的幸福感更加重视，对自我价值的实现期待越来越高。而嗓音职业病正在成为制约嗓音职业发展的屏障，成为影响职业嗓音工作者的职业问题。

综上所述，嗓音职业病对人们的负面影响很大，应该给予高度关注。

---

① 360 百科。

第二章
嗓音职业病的预防理念

只要措施到位，方法正确，嗓音职业病是可以预防的。

从系统论的角度看，嗓音职业病是一个涉及发声系统的结构与功能、自我与环境、有序与无序、差异与统一、部分与整体等相互关系的具有系统意义的问题。职业嗓音工作者的发声系统由呼吸器官、振动器官、共鸣器官、吐词器官等几大元素构成。同时发声系统还跟发声者的神经系统、发声的物理环境、社会环境、发声的内容、发声的时间长短等系统外的环境因素有密切关联。所以，应对嗓音职业病，必须树立综合预防的理念。

嗓音职业病的预防，不是单靠社会某一方面的力量就能做好的，它涉及教育、医疗、传媒、商业、影视、戏剧等众多行业或领域，跨越戏剧与影视学、音乐学、教育学、心理学、嗓音医学、语言学等诸多学科，需要从多方面入手。这也是从 20 世纪 60 年代以来人们逐渐形成的共识。

第一节　组织预防

从组织行为学的角度看，组织是指"一些功能相关的群体组成的有共同目标的人群集合体"[1]，比如政府机关、学校、军队、公司等。所谓组织预防，是指由职业嗓音工作者所在单位、行业主管部门等组织机构所进行的嗓音职业病预防。组织的力量是非常强大的。特别是由行业主管部门发起的行为，往往能引起下级部门的重视，况且，许多问题也只有组织机构才能决定，比

---

[1] 王永泉，方宏，李桃 . 组织行为学 [M]. 长沙：湖南大学出版社，2015: 11.

如人员的编制、工作量的设定等。从这个意义上说，嗓音职业病的组织预防具有极大作用。

做好嗓音职业病的组织预防，需要从以下几个方面着手。

一、提高组织对嗓音职业病的认识

嗓音是嗓音职业人员最重要的职业工具。组织机构要站在保障从业人员身体健康，提高工作效率，提升职业嗓音工作者的职业认同感和工作、生活幸福感的高度去认识这个问题。一旦组织机构提高了认识，重视了嗓音职业病，就可以统筹安排，令相关单位各司其职，各尽其能，群策群力，防范嗓音职业病的发生。

行业主管部门要对下级组织，特别是基层组织提出具体的要求，指导、帮助他们解决嗓音职业病问题。对于组织机构能够及时解决的问题，比如，因从业人员太少造成的工作量过大问题，应该及时采取措施，增加相应的人手，如果是学校，应该要求它们增加师资数量，确保合理的师生比例，达到国家的基本要求。对于因工作安排不当造成的问题，则应适当调整工作安排，比如尽量不让教师集中安排太多的课时，使教师的周课时量保证在一个合理的区间，尤其是嗓音已经出现问题的教师和嗓子承受能力较弱的教师，尽量把教学任务分散安排到每一个工作日，减少他们集中大量用声的机会。对于因工作环境造成的问题，要及时改造工作环境，比如声学设计不达标的教室要进行整改，噪声太大的工作环境，包括室内和室外环境，要尽量降低噪声，使工作环境尽量满足科学用声的需要。用声环境的湿度对发声有影响，在职业嗓音工作者的工作环境中，要保证适当的湿度，比如40% ~ 50% 的湿度。当然温度也比较重要，用声环境的温度过高或过低都不利于发声。用声环境开阔、听讲人数较多的地方，应该配备质量良好的扩音设备。

二、组织力量加强对嗓音职业病的研究

新中国成立后，我国对嗓音职业病的防治研究成果主要集中在嗓音医学、艺术嗓音和教师嗓音等领域。在病因的探究、疾病的治疗方面，嗓音医学已经取得不少成果，但嗓音职业病复发率高的难题一直没有得到解决。在嗓音职业病的防治研究中还存在一些问题，需要组织嗓音医学、语言学、发声学、教育学、心理学、教育技术学等多个领域的专家、学者及相关从业人员加强对嗓音职业病的研究，群策群力，探明其中的规律性问题和特殊问题，为预防和根治嗓音职业病提供理论指导和方法支持。

（一）嗓音职业病防治研究中存在的主要问题

1. 嗓音职业病的应对策略研究不够系统，政策与制度保障研究不到位

嗓音职业病是由于职业原因引发的疾病，既要重视治疗，更要强调预防，

必须采用综合应对的策略。但是，目前应对嗓音职业病的主要手段还是医学治疗。当前，应对嗓音职业病的医学手段比较充分，医学技术也日臻完善。但是，医学技术并不能彻底解决职业嗓音工作者的嗓音职业病反复发作问题。看医生基本可以解决嗓音病的治疗问题，特别是一些急性发作的嗓音职业病。然而，职业嗓音工作者的日常工作是需要大量用声的，仅有医学治疗手段是不能彻底根治嗓音职业病的。医学手段只能治标，难以治本。于是，一些有志之士在治疗的过程中探索发声训练的介入方法，也收到了一定成效，但尚不够完善，也没有进行大面积推广。这不是仅靠嗓音医生或者发声研究人员就能彻底解决的问题。

我们曾在对四川省 2 009 名大学、中学、小学教师的嗓音调查基础上，提出了教师嗓音病的应对策略：教育行政主管部门要尽职尽责，帮助学校和教师解决嗓音疾病问题；学校要采取切实有效的措施，为教师解决嗓音职业病提供便利；教师要更新观念，学会科学的发声方法，保护好自己的嗓子。[1] 具体如何操作，还有待深入研究。

当前，越来越多的人意识到了嗓音职业病，特别是教师嗓音职业病的危害程度，提出了一些合理的建议。比如，张原、黄永望、李潇潇根据天津医科大学第二医院耳鼻咽喉头颈外科黄永望教授 2008—2010 年对天津市基础教育单位近 5 万名教师进行嗓音声带普查的结果，在《人民政协报》发表题为《民进天津市委建议　教师嗓音健康列入体检目录》的文章，呼吁各级政府及教育行政部门要关注教师嗓音健康，将教师嗓音健康列入体检和健康档案目录。遗憾的是，这一倡导目前还没有得到积极的响应，在各地教师的健康体检中很难见到对嗓音健康的检查。

尽管大家已经日益充分地意识到嗓音职业病对从业人员带来的危害，也提出了一些应对的策略，但是，应对嗓音职业病的措施还不系统，相关管理部门对此问题重视的程度还很不够，目前缺少有效的政策与制度保障，也缺少必要的经费投入。

2. 对艺术嗓音问题的研究比较重视，对其他职业的嗓音问题的研究重视程度不够

一般认为，艺术嗓音是指舞台艺术表演所运用的嗓音[2]，主要包括声乐、戏剧戏曲演员、话剧演员的嗓音。实际上，影视演员、播音员、主持人等艺术工作者、新闻工作者的嗓音也具有艺术嗓音的特征，并且他们中许多人也会参与舞台表演。由于艺术工作者的嗓音质量与演出和传播效果关系十分密切，因此，相对于其他职业的用声而言，人们重视的程度更高。在中华人民

---

[1] 杨小锋. 教师发声训练教程 [M]. 北京：北京师范大学出版社，2010：227-228.
[2] 韩德民，Robert T. Sataloff，徐文. 嗓音医学 [M]. 2 版. 北京：人民卫生出版社，2017：64.

共和国成立以前，我国的民间艺术嗓音工作者，如戏剧戏曲演员，对嗓音保护的研究具有自发、随意的特点，甚至多数人的嗓音使用与保护靠的是悟性和运气。师傅们传授的发声方法和练声护嗓的方法中，有的是错误的，往往是徒弟自己找对了方法，就唱对了，要是找错了，嗓子就可能被毁了。

中华人民共和国成立后，我国政府和相关艺术团体、单位都非常重视对艺术嗓音工作者的嗓音进行保护和研究。1957年，在北京召开了第一次全国声乐教学会议，声乐工作者和嗓音医学专家进行了经验交流。1959年，上海市在当地卫生局的领导下，专门开设了文艺医院，成立了嗓音研究室，筹建了上海市嗓音科研协作组。20世纪60年代初期，冯葆富、沈湘、周殿福、翟风魁等医学、语言学、声乐等领域的专家共同筹建了"北京嗓音矫治小组"。1961年，文化部召集首都文艺界和医学界人士，召开"怎样锻炼和保护嗓子"座谈会，参会人员有梅兰芳、马连良、袁世海、李少春等艺术大师，声乐家刘淑芳、越剧演员范瑞娟等，以及徐荫祥、杨和钧、王振亚等首都医学界人士。座谈会的情况分期发表于《戏剧报》。这次会议还促进了一些京外省市的专业人员也召开了类似座谈会。后来，重庆、北京等地先后成立了相关机构。那时，北京第二医学院附属同仁医院、上海第一医学院附属眼耳鼻喉医院、西安医学院附属二院等医院都设有专门的嗓音职业病门诊。1979年，在北京成立了嗓音研究协会。1980年举办了全国戏曲教学嗓音研究交流会。1981年6月，文化部成立艺术嗓音医学领导小组，委托北京友谊医院设立艺术嗓音医学研究组。1983年7月，文化部召开全国艺术嗓音医学学术交流会。此后，有关活动一直在开展。2008年，中华医学会耳鼻咽喉头颈外科分会嗓音学组成立。2015年10月，在北京成立了中国艺术医学协会嗓音专业委员会。

艺术嗓音医学是艺术嗓音和嗓音医学融合而成的艺术医学领域的一门独立的重要的分支学科。韩丽艳认为，目前，我国艺术嗓音医学已经建立了具有中国特色的艺术嗓音医学新理念，培养了艺术嗓音医学交叉、创新人才，开设了不同层次的艺术嗓音医学课程，开展了多学科交叉的学术论坛、学术研究及国际交流，出版了艺术嗓音医学相关书籍，开展艺术嗓音医学科普工作。[1]

早在1960年，我国就已经有研讨教师职业的嗓音问题的论文问世，如王俊、沈洋的论文《南京市×区27所小学574位教师声音嘶哑的调查》。其后陆续有一些相关研究论文发表，如张其文《谈谈教师的职业性嘶哑》（1965年），王鹏万、宋慧敏、王俊、沈洋《748名小学教师嗓音的调查》（1981年）等，这些研究显得零散、不够系统。特别是教师等非艺术嗓音领域的职业嗓音工作者的科学发声问题，长期以来没有得到应有的重视。近年来，关注教

---

① 韩丽艳. 中国艺术嗓音医学现状与未来 [J]. 中国耳鼻咽喉颅底外科杂志，2017，23（5）：404-408.

师等职业嗓音工作者嗓音健康的论著日益增多，但仅从数量上看，这类成果跟艺术嗓音领域的研究成果相比实在太少，还有许多问题没有研究透彻甚至没有涉及。这种情况跟人数庞大的非艺术嗓音领域的职业嗓音工作者的现实需求很不相称。以教师职业为例，据教育部官网公布的《2017 年全国教育事业发展统计公报》的数据，我国各级各类学校、教育培训机构现有专任教师共计 1 656.383 4 万人[①]。可见，仅这一个职业的从业人员数量就非常惊人。根据中国知网所刊载的 1980 年代以来关于教师嗓音疾病发病率的调查研究数据，我国教师患嗓音疾病的比例为 30% 到 60%。即使以其中教师嗓音疾病发病率最低的 30% 的调查结果计算，教师职业嗓音病患者的绝对数量已达数百万。

目前我们未查到政府机构、学术团体对非艺术类的职业嗓音工作领域的嗓音问题召开专门会议进行研讨，组织专门的学术机构进行研究的信息。

(二) 组织多领域专业人员强化嗓音职业病的预防研究

嗓音职业病，看起来似乎是一个不太大的问题，但它涉及的学科很广泛，仅仅依靠一个学科领域专业人士的努力是远远不够的。目前我国对嗓音职业病的医学研究已经取得了一定成绩，在嗓音职业病的检查、诊断、治疗方面，已经形成了比较系统的体系，但在嗓音职业病的发声治疗和康复方面还有许多问题需要探索。艺术语言发声研究理论框架已经搭建，不过，该领域的研究还比较薄弱，既有的研究成果多为经验总结、技术研究，理论建构还很不充分。发声研究是一项非常特殊的事业，它需要研究者具备较强的科研素养，还要有深刻的发声体验和很高的艺术悟性，三者缺一不可。也正是因为这个原因，才导致了当下发声研究成果不多的尴尬局面。在有声语言艺术界有很多造诣深厚的艺术家，但他们或因兴趣，或因精力，或因科研训练不足等种种原因，鲜有卓越的理论建树。虽然嗓音医学、语言学、教育学、心理学、教育技术学领域的学者专家很多，理论修养很好，科研能力很强，但是，他们中对科学发声实践有深刻体悟的人实在太少。

如何把两者结合起来，再借助语言学、教育学、心理学和教育技术学等领域的研究力量，加强对嗓音职业病的发声治疗、康复、预防的研究是当务之急。尤其是嗓音职业病的发声预防，涉及行业多，人数庞大，问题比较复杂，研究成果很少。当前，我们需要加强对可规模化培训职业嗓音工作者的简便易学的科学发声方法的研究，同时还要研究规模化培训职业嗓音工作者的规律，建构一系列具有可操作性、实用性强，培训效果显著的培训体系，从源头上杜绝嗓音职业病的发生。

[①] 新华社的统计为 1 673.83 万人，学习强国 App 的统计为 1 672.85 万人。

　　此外，应鼓励有条件的高等院校与有关医院、医学院合作，设置专门的嗓音医学硕士点、博士点，整合不同学科的优势，联合培养专门人才。目前，嗓音医学大夫中具备科学发声能力的人太少，而研究科学发声的教师中又缺少精通嗓音医学的人才，所以，为了尽快缩小我国与美国等嗓音医学发达国家之间的差距，急需培养一批既通晓嗓音医学，又懂得科学发声的高级专门人才，而这也需要行业主管部门的上层设计与大力支持。

三、切实开展嗓音职业病的预防教育、培训

　　在加强研究的同时，行业主管部门和基层单位还应全面开展预防嗓音职业病的教育与培训，提升从业人员预防嗓音职业病的能力。

　　首先，国家有关行业主管部门牵头，培训嗓音职业病防治的专业人员，比如，培训每一所中小学、幼儿园的保健医生和部分骨干教师，使他们具备正确的嗓音保健知识，掌握科学的发声方法，再由他们对本校教师进行培训。涉及的人员较多，工程浩大，所以应该由国家相关部委牵头做，包括组织人员编写必要的培训教材，为各省市区培养骨干教师，再由各省为各高等院校、各地市州相关单位培训骨干教师，然后由他们去培训本单位人员。在这个问题上，教育部和国家卫生健康委员会等单位应该携手制定相应政策，组织人员进行指导。

　　其次，所举办专业涉及嗓音职业的高校，如师范院校等要对相关专业学生进行嗓音职业病防治教育，此项任务可放在教师口语课程中进行。就目前而言，各师范院校对教师口语课程重视的程度不一，多数学校的教师、口语教师对嗓音职业病的预防没有专门研究，因而要首先对他们进行专业的培训，然后才能提升学生预防嗓音职业病的能力。毕业生就业主要去向为导游、市场营销的大学，可以参照师范院校的做法。

　　再次，在各相关行业的入职培训及考核中，增加嗓音职业病防治的内容。比如在教师资格证考试中增加相应的检测内容，特别要注意在试讲环节考查考生用声的科学性，对发声方法不正确的人提出必要的建议。在新教师的入职培训中，可以开设嗓音职业病防治讲座，甚至进行必要的专门训练，让新入职教师掌握嗓音职业病防治的基本知识和技能。

　　最后，教育、卫生等主管部门牵头，在条件允许的医院嗓音专科或耳鼻喉科开设嗓音康复训练课堂，对嗓音职业病患者进行必要的发声康复训练。由于涉及跨行业、跨单位的合作，此项工作的开展难度会比较大，更需要行政主管部门发挥组织预防的领导作用。

四、定期对从业人员进行嗓音检查

　　目前，许多行业和单位越来越重视劳动者的身体健康，往往每年或隔年

对他们进行体格检查。各单位主要通过血液、尿液、透视、B 超、心电图、视力、妇科等检查，了解职工的常规健康指标。有的单位会进行与本单位工作密切相关的专项检查，但多数单位不会这样做。对嗓音职业从业人员的体检，应该增加嗓音健康的检查项目，发现发声器官的病变后，应给患者提出合理的就医建议，促使其尽快接受治疗。对存在嗓音疾患的人员，需进行必要的治疗和科学发声培训，适当调整他们的工作任务，以保护他们的身体健康，延长他们从事该行业工作的职业生命力。

第二节　医学预防

嗓音职业病的医学预防，是指利用医学基本理论和方法对嗓音职业病进行的预防。目前我国嗓音职业病的治疗主要依靠医学手段，在嗓音职业病的预防上，医学参与还不充分。职业嗓音工作者应该适当学习有关嗓音医学的基本知识，做好嗓音的日常保健，避免嗓音职业病的发生。

一、加强对人体发声系统知识的学习

发声时，人体发声系统内的多数器官的运动方式凭肉眼是看不到的，了解各器官的位置、结构和功能，有助于嗓音职业人员合理使用这些器官。因此，职业嗓音工作者有必要学习人体发声系统的相关知识。

人是如何发出声音的？简单地说，就是由大脑下达发声的指令，然后经过一系列的神经传递，发声系统中的各个器官协同作用发出声音。一般认为，人体发声系统包括发声的动力系统、振动系统、共鸣系统和吐词系统。

（一）动力系统

发声的动力系统也就是发声的呼吸系统，或者称为动力器官、呼吸器官，它主要包括气管、支气管、肺、胸廓及相关肌肉等。

胸廓就是位于脖子下面的由前面的胸骨、从前贯穿到后面的肋骨、后背正中的胸椎和肌肉组成的形似笼子的身体躯干部位。吸气时胸廓扩大，呼气时胸廓缩小。胸式呼吸主要依靠改变胸腔的前后径来完成，腹式呼吸主要依靠改变胸廓的上下径来实现，胸腹联合式呼吸则既要改变胸廓的前后径，也要改变胸廓的上下径，因此胸腹联合式呼吸兼具胸式呼吸和腹式呼吸的特点。

呼吸肌肉群主要包括胸大肌、肋内间肌、肋外间肌、横突肋骨肌、上后锯肌、下后锯肌、膈肌、腹横肌、腹直肌、腹内斜肌、腹外斜肌等，如图 2-1 所示。膈肌是非常重要的发声用肌肉，它位于肺的下面，也是隔开胸腔和腹腔的肌肉。膈肌的上面是胸腔，下面是腹腔。膈肌下降的能力越强，能够吸入肺部的气息量就越大，发声的动力就越足。在呼吸控制中，人们常说的丹田就位于腹直肌、腹内斜肌、腹外斜肌和腹横肌的交会处。

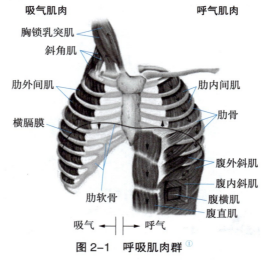

图 2-1　呼吸肌肉群[①]

（二）振动系统

发声的振动系统也称振动器官，主要指声带。声带又称声襞，是一对唇形的韧带褶，位于喉腔内。它前端交会连接在甲状软骨上，后端分别与左右两块勺状软骨相接。两条声带打开时中间的空隙就是声门。打开的声门呈倒 V 形，如图 2-2 所示。

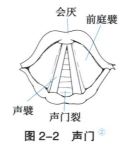

图 2-2　声门[②]

声带由上皮层、固有层（浅层、中层、深层）和声带肌层（体层）构成，如图 2-3 所示。

---

① 图片来自网络。
② 本书绘图均由西南林业大学艺术与设计学院环境艺术设计专业 2020 级研究生张展志绘制。

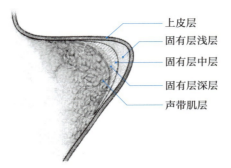

图 2-3 声带层状结构图

声带在气流的冲击下振动发声。人与人之间因声带的长短、厚薄和张力大小的不同而形成声音的差异。发声器官健康的人们都可以变化声带的长度、厚度和张力，发出多种不同的声音，接受过长期、系统、科学的发声训练的人，变化声音的能力往往更强。

目前普遍认可的发声学说是肌弹力—空气动力学说。该学说认为，发声时，由于声门下的气压超出声带闭合力时就把声门"冲"开，气流喷出的瞬间，声门下的气压减小，形成负压，在物理学的"伯努利效应"作用和声带肌本身的回弹力作用下，分离开的两侧声带又相互靠拢。如此连续不断的自下而上的周期性运动，就形成了声音。

发真声时，声带整体振动。发假声时，声带边缘振动。

(三) 共鸣系统

共鸣系统也称为共鸣器官，主要指鼻腔、鼻窦、口腔、咽腔、喉腔和胸腔等，如图 2-4 所示。

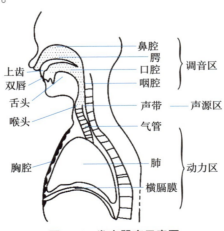

图 2-4 发声器官示意图

鼻腔的上面是颅底，下面为上颚，前部为鼻前庭，有鼻毛，后面连接鼻咽腔，中间有鼻中隔把鼻腔分为左右两个部分。鼻腔的大小、形状是固定不变的，它是形成鼻音和获得鼻腔共鸣的必不可少的腔体。鼻窦是鼻腔周围的腔体，由位于额骨内的额窦，鼻腔上部两侧的筛窦，鼻腔两旁、眼眶下面的上颌骨内的上颌窦和鼻腔后方蝶骨内的蝶窦构成。一般认为，这些含气的腔体在发超高音时可以获得共鸣，这就是头腔共鸣。鼻腔共鸣和头腔共鸣属于上部共鸣，可以使声音明亮。

口腔是形成语音、使声音清晰的重要腔体。口腔由双唇、脸颊和硬腭、软腭等构成，口腔内有牙齿、舌头等器官，它后面连接鼻咽腔和口咽腔。舌头是口腔内最灵活的发音器官。双唇和舌头的力度与韧性决定着字音的清晰度。颌关节的开合决定着口腔的空间大小。口腔顶部前2/3为硬腭，后面为软腭。软腭后面正中有一个悬垂的小圆锥体，叫悬雍垂，俗称小舌头，它可以随着软腭的运动而升降。软腭上提，舌根下降，能增加口腔的共鸣空间。软腭和舌根的活动决定着声音的通畅度。口腔内肌肉的弹性与光滑度也会影响口腔共鸣。打开口腔，舌根下凹，软腭上提后，在咽壁前面的口腔后部，两侧前后各有两条腭弓，靠前的是舌腭弓，靠后的是咽腭弓，扁桃体就位于两条腭弓之间的下颚内。

咽腔位于口腔后部，上接鼻腔，下连喉腔。咽腔从上往下分为三段：软腭以上连接鼻腔的部分是鼻咽腔，从软腭到会厌的部分是口咽腔，会厌到喉腔的部分是喉咽。咽腔是气息和声音的重要通道，也是重要的共鸣腔体。

喉腔是由喉软骨和一系列肌肉、韧带等围成的管状腔，它上起自喉口，与喉咽相通，下接气管，与肺相连。喉软骨中甲状软骨、勺状软骨、环状软骨和会厌软骨等非常重要，如图2-5所示。

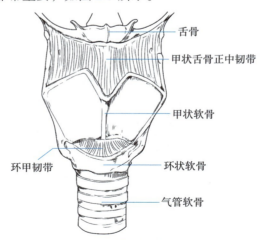

舌骨

甲状舌骨正中韧带

甲状软骨

环甲韧带　　　　　　　　　环状软骨

气管软骨

图2-5　喉软骨及韧带（前面观）

喉腔分为声门上区、声门区和声门下区。声带以上是声门上区，包括会厌舌面、喉面、两侧勺会厌皱襞、勺状软骨、室带和喉室。声门区包括声带、前联合。声门下区位于声带和环状软骨之间，如图 2-6 所示。

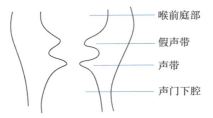

喉前庭部
假声带
声带
声门下腔

图 2-6 喉腔示意图

声带上方有两条与声带平行的室带，也称为假声带。假声带不是用于发假声的，假声仍然是由声带发出来的。室带的主要功能为增加胸腔内压力，有助于完成咳嗽、喷嚏等动作[1]。

胸腔由胸廓、膈肌构成的空腔及其内部的支气管、肺等组成。

不同腔体的共鸣造成不同的声音色彩：鼻腔及头腔共鸣使声音高亢、明亮，口腔共鸣使声音清晰、明朗，胸腔共鸣使声音浑厚、响亮、有力。

（四）吐词系统

吐词系统也称为构音系统、构音器官、咬字器官、吐词器官等，主要指口腔、双唇、上下牙齿、舌头、硬腭、软腭、脸颊等。在发普通话的鼻音声母 m、n 和前后鼻音尾韵母（包括 an、en、in、ian、uan、uen、üan、ün、ang、eng、ing、ong、iang、uang、ueng、iong）时，鼻腔也要参与发音。

二、普及嗓音职业病的有关知识

职业嗓音工作者应该尽量了解有关嗓音职业病的知识。嗓音医学专家可以通过撰写嗓音医学普及读物、举办嗓音职业病普及讲座等机会，对大众进行嗓音职业病知识的普及教育。职业嗓音工作者要了解常见嗓音职业病的症状、成因及主要的医学对策，做好嗓音职业病的预防工作，尽量减少罹患嗓音职业病的风险。有关嗓音职业病的确定、症状、成因等内容可参考本书第一章。此外，嗓音职业病的医学预防，还要让职业嗓音工作者做好以下工作：

（一）掌握嗓音职业病的就医用药常识

嗓子因工作用声而出现不舒服的感觉时，应及时到正规的医院就医。病情严重和发病持续时间较长的人，最好到正规的嗓音专科医院就医。嗓音职业病的治疗分为内科治疗、外科治疗和心理治疗。内科治疗可以看西医，使用药物治疗和物理治疗等，也可以看中医，采用中药治疗、按摩推拿治疗、

---

[1] 韩德民，Robert T. Sataloff，徐文 . 嗓音医学 [M].2 版 . 北京：人民卫生出版社，2017：34.

针灸治疗、气功导引疗法等，还可以采用中西医结合治疗的方法。外科治疗的方法很多，如间接喉镜下手术、纤维喉镜手术和嗓音显微手术等。采用何种治疗方式，需要听从嗓音医学专业人士的建议。

药物往往具有毒、副作用，没有生病时不要随便使用药物。即使生病，也要对症下药，不可滥用药物。职业嗓音工作者应该了解嗓音疾病的基本用药知识，比如，非感染性因素导致的发声器官炎症不宜使用抗生素，胖大海并不是没有副作用，可以作为日常泡水饮用的保健品……特别要注意了解对嗓音有影响的药物，比如抗高血压的药物，抗帕金森病的药物，镇静催眠的药物，性激素类药物，抗抑郁症的药物，以及抗组胺药、黏液溶解剂、皮质类固醇、利尿药和其他用于治疗水肿的药物、胃肠药物、镇痛药，支气管活性药、激素类药物、神经药物、β-受体阻断药，甚至维生素 C 等，这些药物可能影响发声，甚至诱发嗓音疾病。中药里的麻黄、桂芝、细辛、苏叶、肉桂、干姜、苍术、苍耳、鹿茸、人参、仙茅、石菖蒲等药物，在使用时可出现咽干、声嘶或哑、发声困难等现象，不过，一般停药后可恢复。

当用药治病与工作用声发生矛盾时，要注意协调，最好请教医生。有人患了嗓音职业病后，喜欢自己用药，这是有风险的。我们主张不具备基本用药常识的人，不要自己给自己开药，应该在医生指导下用药。

（二）了解嗓音职业病的发声治疗情况

经过数十年的探索，我国嗓音医学界已经形成了基本共识：因发声原因引发的嗓音病，应该主要采用发声治疗的方法。

目前嗓音医学界多采用对症施治的发声治疗方法。杨和钧指出："嗓音矫治方法很多，主要原则是：对功能过度的患者，采用缓解松弛的疗法，如咀嚼疗法。对功能低下的患者则可用推拳发声疗法，使发声的功能加强。此外还要同时建立胸腹联合式呼吸方法。"[1]

从具体方法上看，冯葆富、齐忠政、刘运墀介绍了嗓音职业病的嗓音矫治方法，包括听觉训练、呼吸训练（主要是歌唱呼吸）、确定音调范围、咀嚼疗法（包括治前解释、闭口咀嚼、张口咀嚼、咀嚼发声、边想咀嚼边发声）、促进练习、咽音练习等方法[2]。刘永祥、李坪、杨和钧提出了嗓音康复疗法[3]，杨式麟提出了应对嗓音病共同的治疗方法[4]，江德胜、余养居等人对发声训练

① 杨和钧. 艺术嗓音保健之友 [M]. 北京：文化艺术出版社，1985：61-62.
② 冯葆富，齐忠政，刘运墀. 歌唱医学基础 [M]. 上海：上海科学技术出版社，1981：185-187.
③ 刘永祥，李坪，杨和钧. 发声障碍与嗓音康复疗法 [J]. 中华康复医学杂志，1987（4）：152-154.
④ 杨式麟. 嗓音医学基础与临床 [M]. 沈阳：辽宁科学技术出版社，2001：157-163.

进行过专门讨论[1]，张小伯、于萍讨论了嗓音显微手术与发声训练问题[2]，于萍等人对非艺术嗓音病人和艺术嗓音（主要指歌唱）的发声训练与保健进行了论述[3]。这些发声治疗方法虽然多是用于各种嗓音病的治疗的，但其中不少方法也适用于嗓音职业病的发声治疗。

在众多的发声治疗方法中，咽音发声法是一种比较有影响力的具有体系性特征的方法。它可以用来治疗各种声门闭合不良（过强性和减弱性）、声带小结、声带麻痹、功能过强性发声障碍、话声衰弱症等。林俊卿把咽音发声法分为 8 个步骤，而用于发声治疗时，只练习前 4 个步骤即可。

第一步：四个有关肌肉的不发音的练习，包括用抬头方法张口、震摇下巴、蛤蟆气练习和沟状舌练习，目的在于加强咽喉肌肉的功能，为建造发声的"基音管"打下良好的基础。

第二步：用张大口的姿势发咽音，包括用大笑的气息发音、用"蛤蟆气"发咽音的"断音"、用两个八度滑上滑下来促使"发音管"伸缩变化，用滑上滑下的方法发高音等内容。

第三步：闭口哼鸣发咽音，其喉部机能状态与张大口发咽音相同。

第四步：用张小口的姿势发咽音，即在张大口的基础上，把口形缩小，利用蛤蟆气轻松自如地发咽音。[4]

咽音发声法虽然疗效显著，但由于其自身的复杂性等因素影响，要在职业嗓音工作者和嗓音病患者中进行系统的推广，难度较大。笔者曾见过音乐学院毕业生因学咽音发声不当而损坏嗓子的案例。中央人民广播电台著名播音艺术家方明曾谈到，20 世纪 60 年代，跟他一起学习咽音发声法的同事，有的收效并不明显，所以他说："有人练咽音合适，比如我；有人练可能就不合适，比如唱民歌比较好的同志，恐怕就不能过分地练咽音，练后可能会产生相反的效果。"[5] 不过，其中的一些方法，如"蛤蟆气""沟状舌"等经过适当改良，可以派上用场。

近年来，黄永望等人提出的"四步训练矫治法"，是一套比较系统的治疗嗓音病的发声训练方法。这套训练方法包括放松训练、呼吸训练、发音训练和共鸣训练。主要内容是[6]：

放松训练，主要有全身放松，包括渐进式放松、卧位放松、坐位放松、站立放松；局部放松，包括肩部、脊柱、颈部、下颌、舌部、口底、喉肌的

① 江德胜，余养居.嗓音外科学 [M].上海：上海世界图书出版公司，2004：207-211.

② 张小伯，于萍.嗓音显微手术学 [M].北京：中国协和医科大学出版社，2005：81-94.

③ 于萍，王荣光.嗓音疾病与嗓音外科学 [M].北京：人民军医出版社，2009：252-272.

④ 林俊卿.咽音练声的八个步骤 [M].上海：上海音乐出版社，1985：8-39.

⑤ 姚喜双，郎小平.方明谈播音 [M].北京：中国广播电视出版社，2000：51.

⑥ 黄永望，傅德慧，潘静.实用临床嗓音疾病矫治学 [M].天津：天津科技翻译出版公司，2018.

放松、咽腔松弛训练、松舌训练、嘬气训练、松喉头训练等。

呼吸训练的重点在于帮助患者掌握腹式呼吸的方法，训练方法包括：消除异常呼吸方式，使躯体放松；膈肌腹肌的训练；气流对发音的支持与气流的平稳训练；呼吸节奏训练；感知呼吸训练；呼吸敏感性训练；中断呼吸训练等。

发音训练，包括气息起音训练、密语疗法、打哈欠叹息发音、哼鸣诱导发音、/mini/ 诱导发音、降喉发音训练、哼哼声训练、半吞咽发 boom 音、用力起音训练、发声力量训练、咳嗽—哼声训练、咳嗽后发音、/hou/ 音训练、/hou/ 音后发音、推喉头发音、呜咽音、舌颤音、声门油煎音（气泡音）、唇颤音、音的扩展训练、爆破性辅音训练、音域—汽笛训练、吸气 / 呼气发声训练、重读法练习、摆臂发音训练、运动发音训练。

共鸣训练的内容，包括咀嚼法、按压喉头发音、增加鼻腔共鸣、减少鼻腔共鸣、舌位置的训练、打开咽腔、鼻鼾音、开放性元音、哼笑共鸣训练。

这套方法涉及面广，系统性强，抓住了嗓音病患者发声治疗的几大关键问题：放松、呼吸、发音（发声方式）、共鸣，治疗的针对性、实用性很强，其中也不乏一些行之有效的训练小窍门值得推广。需要注意的是，这些训练方法中，有的专业性很强，比如推喉头发音训练、按压喉头发音等，应在医生指导下进行。

在朗诵实践和播音主持发声教学活动中，我们发现腹式呼吸有利于发低沉浑厚的声音，不利于发高强音，发高强音时容易出现破音。于萍等人认为，胸 - 腹式呼吸是歌唱、高声说话或喊叫时的呼吸方式①。职业嗓音工作者往往在工作中需要长时间、大音量、高亮度地说话，这种用声要求更适合使用胸腹联合式呼吸，所以我们主张在嗓音职业病患者的发声治疗中应主要训练胸腹联合式呼吸法。

尽管嗓音职业病的发声治疗逐渐受到医学界的重视，取得了一些成绩，但正如我国著名耳鼻喉科专家、首都医科大学附属同仁医院院长韩德民教授指出的，我国“与国外综合水平比较还是有一定差距，尚未建立专业化的培训、治疗和研究体系，成为嗓音医学领域的薄弱环节”。②

三、做好嗓音的日常保健

职业嗓音工作者要爱惜自己的发声器官，全面学习嗓音保健的知识。可以阅读一些专门研讨嗓音保健或嗓音保护的论文。京剧表演艺术大师梅兰芳 1958 年专门讨论过保护嗓子的问题。他还把自己的经验概括为：“精神畅快，心气和平。饮食有节，寒暖当心。起居以时，劳逸均匀。练嗓保嗓，都贵有

① 于萍，王荣光 . 嗓音疾病与嗓音外科学 [M]. 北京：人民军医出版社，2009：259.

② 韩德民，Robert T. Sataloff. 嗓音医学 [M]. 2 版 . 北京：人民卫生出版社，2007.

恒。由低升高，量力而行。五音饱满，唱出剧情。"[1] 从 20 世纪 50 年代开始，在一些专著或编著中，陆续有人讨论过嗓音保健的知识，比如林俊卿《歌唱发音的机能状态》（1957）、冯葆富等编著《歌唱医学基础》（1981）、杨和钧著《艺术嗓音保健之友》（1985）、中央音乐学院学报社编《冯葆富艺术嗓音医学论文集》（1997）等，近年来也有不少相关著作问世。此外，还有大量的声乐著作、医学著作、话剧发声和播音主持发声著作，也都涉及嗓音保健知识的方方面面。

职业嗓音工作者在工作和生活中，要注意从以下两个方面入手，做好嗓音的日常保健：

（一）维护身心健康，避免食物和药物刺激

第一，要加强体育锻炼，增强身体抵抗疾病的能力。可以从事一些加大肺活量的运动，比如慢跑、快走、游泳、跳绳、打乒乓球、羽毛球等。体弱或年纪较大的人，可以配合呼吸练习太极拳、八段锦、五禽戏等传统健身拳法、功法。气功是我国传统的保健、养生、祛病的方法，"是中华民族宝贵的历史遗产""科学的气功锻炼有益于人的身心健康"[2]。有人指出，气功导引在嗓音病防治方面具有以下作用：增强体质，永葆美妙嗓音的艺术青春；运用音守调气法，来改善和增强有控制的发声呼吸法，使艺术嗓音、言语发声达到最佳状态；气功导引能防治咽喉疾病和增加机体抗病能力，且可清嗓开音[3]。气功锻炼重在练气，强调呼吸的方法，讲求"气沉丹田"，这和科学发声的气沉丹田有相通之处。气功锻炼不仅有益于人们的身心健康，而且因其注重气息调理，而气息又是发声的动力，所以气功对发声也很有帮助。

第二，保证睡眠的质量和时间，保持充沛的精力。睡眠不好，精神疲惫，多会殃及嗓子。关于睡眠的时间，目前似乎没有统一的认识。有人认为成人每天需要 8 小时睡眠，有人认为不一定非得睡够 8 小时。其实，每个人的身体情况并不相同，只要自己觉得第二天精力充沛，就不必计较头天晚上是否睡够了 8 小时。人们普遍认为，保证睡眠，最好是早睡早起，不熬夜。

第三，注意保暖和季节变化，避免发生呼吸道疾病。天气和季节的变化，对人体影响较大，要注意保暖。在天气寒冷的时候，还要注意脖子、头部的保暖。呼吸系统的疾病会影响发声活动，要预防感冒等疾病。

第四，还要定期体检，有病及时治疗。已知人体的多种疾病会对发声构

---

[1] 田汉，齐燕铭，梅兰芳，等 . 怎样锻炼和保护嗓子（上）——首都艺术界座谈演员嗓子问题 [J]. 戏剧报，1961（Z1）：39-46.

[2] 中共中央宣传部，国家体委，卫生部，等 . 关于加强社会气功管理的通知 . 体武字〔1996〕65 号，1996 年 8 月 5 日 .

[3] 周继福 . 实用嗓音病治疗学全书 [M]. 北京：学术书刊出版社，1990：222-223.

成影响，因此要注意预防疾病，定期去正规医院体检，发现疾病，及时治疗。

第五，注意心理调节，学会给自己减压，维护心理健康。当今社会，生活和工作节奏很快，容易引发不稳定情绪。做事既要有目标，也要量力而行，不可强求，一旦心理出现疾病，应该及时到正规医院治疗。遇到不易排解的负面心理，可以多向可信之人倾诉。适当运动也是一种较好的减压方法。

第六，合理安排饮食，避免食物和药物刺激。日常饮食既要有营养，也要多样化，要吃得健康，不能只管吃得舒服。由于多种原因的影响，目前减肥成了我国民众的时尚话题。减肥也要讲科学，不可不管营养，只吃蔬菜水果，不进食碳水化合物和蛋白质。日常用药，须在医生指导下科学服用，避免药物不良影响等。

（二）掌握科学的发声方法，科学地使用嗓音，杜绝过度用声和滥用嗓音现象

嗓音职业病的病因跟不科学发声和用声有关。因此，预防嗓音职业病，需要从源头做起，学会科学地发声和科学地用嗓。同时，工作中尽量避免超过自己的承受能力去用声，坚决杜绝过度用声和滥用嗓音现象。

此外，声音嘶哑时不要使劲清嗓子；身体疲惫、生病时不要长时间大量用声，此时如果还必须长时间用嗓，声音要轻一些，不要使劲说话；女性要注意经期、妊娠期和更年期的嗓音保健。

第三节　发声预防

发声，是人类意识控制下由发声器官发出有一定交际意义声音的行为。嗓音职业病的发声预防，是指通过科学的发声训练，提高职业嗓音工作者的发声能力，减少工作用声对发声器官的损伤，改善嗓音质量，满足职业用声需要，从而做到有效预防嗓音职业病的一系列理念和方法。

目前，我国的非艺术嗓音职业的嗓音工作者中绝大多数没有接受过专门的科学发声训练，他们不知道如何科学地用气发声，甚至连嗓音使用与保护的基本常识都不具备。为了完成工作任务，他们常常在工作中长时间高音大嗓地错误使用嗓音，即使自己已经觉得嗓子很难受，已经确诊为嗓音职业病患者，但为了完成工作任务，还会使劲发声。这正是造成职业嗓音工作者的嗓音疾病发病率长期居高不下的主要原因。如果不从源头上去控制发病的因

素，对这种疾病的治疗不仅难以完全奏效，更麻烦的是，还难以根除嗓音职业病的复发问题。所以，为了尽量减少嗓音职业病，职业嗓音工作者很有必要学习科学的发声方法，进行专门的发声训练。发声预防是从根源上阻止嗓音职业病发生的措施，是嗓音职业病综合预防中最关键的一环。

一、掌握科学发声的基本知识

（一）科学发声的概念

每一种有声艺术门类都需要至少一种科学的发声方法，若要形成不同的艺术流派，发声方法的多样化是必需的。如何认识科学发声这个概念，是发声学需要解决的首要问题。

目前学界对科学发声概念的界定并没有统一的认识。

所谓科学发声，我们的理解是：首先，它对发声器官的伤害是最小的；其次，它是最能发挥发声器官工作效能的；再次，它对发声者的体力和精神消耗是最小的；最后，它是能够满足职业发声需要的。因此，我们对科学发声作如下界定："科学发声就是以最小的能量消耗发出符合职业需要的最高质量声音的发声方法。"[①]

科学发声是一项系统性很强的融体力和脑力于一体的活动。这里的能量消耗，不仅指发声者的气息消耗，也包括他的体力消耗，还包括对他的精神的消耗。所谓最小的能量消耗，通俗地说，是指发声轻松，不觉得费劲，不觉得费神，不难受，可控制。符合职业需要的最高质量声音，是指能满足不同职业对声音的要求，包括声音的品质、声音的持久性的要求。科学的发声方法，不仅能发出动听的富有魅力的声音，还能最大限度地保护发声器官，使其不受或少受发声活动带来的伤害。

不同的嗓音职业应该有不同的科学发声方法。目前，我国的声乐艺术已经在发声方法的科学性探索上颇有建树，同时各种有声语言艺术门类也基本建立了适用于各自专业领域的发声方法。

歌唱发声属于旋律性发声，对言语发声有一定帮助，但它与言语发声还是有很多不同，这种不同主要表现在气息和声带的使用、共鸣的调节、吐词的方式等诸多方面。有声语言艺术门类的发声方法相对于歌唱发声来说更接近普通职业嗓音工作者的工作发声。不过，普通职业嗓音工作者的工作用声对发声的持久性要求高，对嗓音品质的要求没有那么高，照搬这些有声语言艺术门类的发声方法，显然也不合适，比如，话剧表演的发声状态往往较强，常常因角色塑造需要而讲究语声造型，盲目照搬这种在舞台上的夸张的

① 杨小锋. 教师发声训练教程 [M]. 北京：北京师范大学出版社，2010：15.

发声方法，在工作和生活中会有不自然的感觉，是不可取的。再如，播音主持发声，特别是新闻播音的发声方法，如果照搬到日常工作和生活中，也会让人觉得太字正腔圆，有播音腔调，不太像说话。要掌握这些艺术发声方法不仅需要嗓音条件，更需要较高的艺术悟性，还需要长期、系统、科学的训练，这对普通的职业嗓音工作者来说要求过高，一旦把握不好，很可能降低他们学习的兴趣。目前，一些嗓音医学大夫在发声训练上进行了一定探索，在发声治疗和康复上取得了不俗的成绩，但在嗓音职业病的预防方面，研究还不够充分，简便易行、行之有效的适合普通大众训练和使用的科学发声方法尚不多见。

本书以下所说的科学发声，主要指的是科学的言语发声。

（二）科学发声的特征

科学发声不同于日常的言语发声。日常言语发声具有非常强的随意性，由于说话人之间的距离多数情况下很近，对音色、音高、音强和音长没有较高的要求。科学发声是适用于职业用嗓需要的发声方法，具有以下几个显著特征：

1. 气息充沛，调控自如

气息是发声的动力，气息充沛，声音才能响亮。我国唐代段安节在《乐府杂录》中说"善歌者必先调其气"，清代陈彦衡《说谭》更明确地说："夫气者音之帅也，气粗则音浮，气弱则音薄，气浊则音滞，气散则音弱。"这里的"音"指的是"声音"。可见，气息对发声多么重要。

科学发声的吸气位置比日常说话发声的更深，气息量更足，气息的密度更大，所以发声的动力更充沛，更能满足职业嗓音工作者对声音的响度、亮度、清晰度的需求。

生活中常见的呼吸方式主要有胸式呼吸、腹式呼吸。胸式呼吸的标志是吸气抬肩，或锁骨上提，呼气时肩和锁骨下降。这种呼吸的优势是，吸气时扩大了胸腔的左右径，容易形成明亮音色，不足是气息很浅、吸入的气息量小、难以控制、易使发声器官紧张，看起来呼吸吃力。腹式呼吸的标志是吸气时小腹往前推，呼气时小腹往后瘪。它的优势是由于扩大了胸腔的上下径，吸入的气息量大，不足是难以控制、不易发出明亮音色，不利于发高强音。科学发声主要训练的是胸腹联合式呼吸，这种呼吸方式既扩大了胸腔的左右径，也扩大了胸腔的上下径，吸收了胸式呼吸容易产生明亮声音和腹式呼吸气息量充足的优点，也有利于对发声活动进行精细的呼吸控制。

要采用胸腹联合式呼吸，就要"气沉丹田"，气运腰腹，依靠腰腹部肌肉把气息"拉住"，使嗓子能放松地发声，从而大大减轻嗓子的发声负担。丹田是在肚脐下三指到一掌宽的一个区间。气沉丹田，指的是在吸气时，为了把气息吸得更深且又容易控制，在放松身体的前提下把气息吸到丹田处，用丹田处肌肉收紧的方式来控制气息的呼出，补充气息时丹田快速放松，再次吸到丹田。靠丹田控制呼吸，可强可弱，可松可紧，有利于发出各种色彩、各种强度、高度和速度的声音。

2. 起声合理，气声平衡

起声，"就是发声时在气息的支持下声门由吸气状态转入发声状态的过程"[①]。起声可分为硬起声、虚起声和软起声三种类型。一般认为，硬起声对声带的损害较大，不宜多用；长期使用虚起声的方式发声，可能造成声带闭合不良，可能导致发实声的能力减退等后果，也不宜多用；软起声是一种既利于声带轻松闭合，也易于发出动听声音，还不会对声带造成伤害的理想的起声方式。

科学发声主要用软起声的方式。软起声具有气息和声音同步到达声门，气息和声音能达成平衡关系，声门处于轻松闭合状态等特点，因此，这样发出的声音柔和而明亮，有利于改善音色，并使发声活动能够持久，对嗓子的伤害降到了最小。当然，有时因为表达的需要，也可以使用虚起声，但不能经常性地用虚起声，况且，虚起声发出的声音不够响亮，穿透力较弱，要往远处传播声音就有困难。

气声平衡"是指一定音高、音长、音强和音色的声音，只需要一定数量和状态的气息支持，声音发在气息上，气息裹着声音出来，从而使声音高而不尖，低而不弱，强而不吵，弱而有势，明亮不失柔和，暗淡不失清晰。简单地说，就是每一个声音都有其最佳的气息状态，这种状态对发声者来说，也是发这个声音最轻松、最舒服的状态"[②]。气多声少、气少声多，都无法满足职业活动对声音的主要要求。唯有气声平衡，才是气息和声音最佳的匹配模式。

日常生活言语中，多数人的声音和气息是平衡的，一般不会觉得发声困难，除非嗓子患有疾病，或者连续说话时间太长。但是，在工作用声中，由于职业活动对声音要求的改变，声音通常要保持长时间的响亮、清晰，原来生活言语发声中已经形成的声音和气息的平衡不能满足职业发声的需求，如果不能建立新的平衡，说话就会费力。事实上，未经科学发声训练的人，在需要高强度发声的职业活动中，往往会不由自主地吸很多气，此时冲击声带的气息过多，气息施加给声带的压力过大，声带的负担就会加重，长期这样发声就可能导致嗓音职业性损伤。

科学发声就是要把呼吸控制的任务交给腰腹肌肉，减轻声带的负担，使其专司发声职责，并使气息和声音建立一种新的平衡关系，达到无论说高强音还是低弱音嗓子都处于比较放松的状态。

3. 气声贯通，圆润响亮

气声贯通，是指发声过程中从丹田起动的气息与声音毫无障碍地通过每

---

① 杨小锋. 教师发声训练教程 [M]. 北京：北京师范大学，2010：67.
② 杨小锋. 语言艺术发声气声平衡论 [J]. 四川师范大学学报：社会科学版，2009，36（6）：34-37.

一个共鸣腔体，到达发声主体意念指定的位置，出现气息和声音上下贯通，流动自如的感觉。[1]气声贯通是实现气息与声音在共鸣腔体内自如流动的技法。

在发声用的共鸣腔体中，喉腔、咽腔、口腔都是可变腔体，它们是可以改变形状、大小甚至长短的。日常言语发声中，人们不太留意对这些腔体的控制与使用。但科学发声时，各相关共鸣腔体，特别是喉腔、咽腔、口腔是要根据需要适当打开以增加共鸣空间的，此时发出来的声音，经过这些共鸣腔体时是畅通无阻的，因而听起来声音是上下贯通的。

发声的共鸣腔体打开之后，其空间增大，腔体内壁更加坚韧、光滑，因而可以获得更加充分的共鸣，而共鸣具有加大音量、美化声音的作用，这就使发出来的声音更加圆润，更加响亮，音色更动听。当然，一般认为鼻腔和胸腔也起着共鸣作用。

喉腔、咽腔和口腔的打开，与喉部肌肉的放松，喉头的相对稳定、下巴的放松，软腭的适度上挺、牙关的打开、颧肌的适当上提有充分的关联。各腔体的紧张、关闭，是气声贯通的敌人。

4. 声挂硬腭，集中明亮

明朗、集中的声音更具有穿透力，更容易传得远，所以科学的发声方法会追求这种声音。

这涉及声音位置的问题。声音位置，就是声音的安放位置，是在发声者意识引导下，在人体形成的声音目标位置的注意中心。通俗地说，就是发声者想象自己的声音送达身体的某个部位。

声音在口腔内有两个内感区：硬腭前部，口咽后上部。言语发声主要用的是前一个内感区。声音和气流送达硬腭前部，刺激了颅前部、面部、眼眶、鼻腔及口腔等处的三叉神经支配区，明显能提升喉肌的张力，增加嗓音的鲜明性、活跃性和尖锐性，进而使声音听起来更加明亮。如果能通过舌头把气息和声音收拢抱团，使声音形成一个亮点，则可使声音更加集中、动听。

在谈到声音位置时，不少人强调声音要"打面罩"，就是声音要送到面部。打面罩的说法跟声挂硬腭并不矛盾，所以王群、赵兵才说"正确训练声音的方式是：开牙关，要微笑，舌根松，下巴掉，一条声柱通硬腭，声音集中打面罩"。[2]

5. 吐词准确，清晰优美

科学发声还追求吐词的准确、清晰、优美。多数职业嗓音工作者的工作语言是普通话，这里的准确主要是指普通话的准确。当然，有的时候，人们也会使用方言甚至外语交流。字音的准确，就汉语而言，就是指声母、韵母、

---

[1] 杨小锋.语言艺术发声研究[M].北京：科学出版社，2013：61.
[2] 赵兵，王群.朗诵艺术[M].北京：中国戏剧出版社，1988：26.

声调、语流音变的发音准确。

字音的清晰，不是指每个字的声母、韵母、声调发音都像念单个字的时候那样，而是主要指在语流中字头的有力，音节的界限清晰。汉语每个音节的发音必须很清晰，才能让人听得明白。字音的清晰，关键在声母。声母是字音清晰的基础，所以声母的发音很重要。当然，音节界限分明也很重要，也就说，上一个音节的韵尾和下一个音节的声母的界限要很清晰。不过，汉语口语中有时会出现语音学上所说的发音同化现象，比如"面包"中的"面"字的韵尾 n，由于受后面这个"包"字的双唇声母 b 的发音影响而变成了 m尾，这种为了使发音顺口的现象往往不会影响到发音的清晰度，因而人们不容易察觉。

字音的优美则是指字头、字腹、字尾的处理具有美感。播音主持的吐字归音，讲究字头叼住弹出，字腹拉开立起，字尾归音弱收，这样就使字头清晰有力，字腹饱满圆润，字尾趋向鲜明，吐字呈现"枣核形"形态。在语句表达中，受多种因素影响，这种枣核形又会呈现不同的变化，形成大小不等、形态各异的动态枣核形字音，使吐词更加自然、流畅。

6. 富于变化，持久力强

在生活中，发声器官正常的人一般都具有一定的变化声音的能力。在温馨的饭桌上面对家庭成员说话，人们的声音往往是柔和的；向远处喊人，声音自然要大很多，高不少；争论问题与促膝谈心，声音一定不会相同。但是，很多时候人们变化声音的方式不一定科学，比如在发高强音的时候，往往是依靠捏挤喉咙，增大嗓子的力量来实现的。偶尔为之，问题不会很大。但在职业活动中，比如教师的教学活动，要在保证一定响度、高度和清晰度的前提下变化声音，还要能长时间发声，就会更困难。

科学发声的目标在于提升嗓音的表现力和持久力。科学发声的气息控制机关放在丹田，充分解放喉咙，使其相对放松地发声，就可以通过丹田的松紧变化来调控气息的松紧、强弱，从而控制声音的高低、轻重、快慢和色彩的变化，进而提升声音的变化能力。

科学发声讲究发声器官的协调运动，能最大限度地发挥发声器官的发声效能，对发声器官的耗损是最小的，因而，发声器官持续运动的能力会得到很大提升，这使得发声活动可以更加持久。

（三）科学发声的机制

作为名词的"机制"是一个多义词，其中一个义项是"泛指一个工作系统的组织或部分之间相互作用的过程和方式"[1]。据此，我们认为，科学发声的

---

[1] 中国社会科学院语言研究所词典编辑室 . 现代汉语词典 [M].7 版 . 北京：商务印书馆，2016：600.

机制是指科学发声活动中，发声系统内部各子系统之间、发声系统与其他系统之间相互作用的过程与方式。科学发声的机制主要表现在以下两个方面。

1. 意在声先

科学发声中的"意在声先"，简单地说指的是发声的意念形成先于声音的发出。

第一，在声音发出之前，发声者要有发声的动机。也就是说，发声者要有发声的想法。不过，这个想法形成于瞬间，很多时候发声者自己还来不及觉察，声音已经发出来了。

第二，要有对发声要领的快速运用。声音是在中枢神经系统的指挥下由发声器官发出来的。在调动发声器官进行发声活动时，气息要用多少，怎么用，声音送到哪个位置，共鸣腔体打开到什么程度，吐词用什么方式，咬字用多大的力度，这些发声的技术问题，是在刹那间快速综合"计算"好的。当然，对技能运用的准确程度和速度，决定于对技能的掌握程度。高水平的发声者，可以达到自动化地运用发声要领的地步。发声技能掌握不太好时，发声者常常会有力不从心的感觉，往往很难调控自己的声音。

第三，要有对所发声音的准确预判。由于职业用声的交际目的、对象、内容、场合等的差异，发声者要使用的音高、音强、音长和音色都会有很大的差异。比如，一对一近距离谈心和站在上千人的礼堂开讲座，用声的要求是很不相同的；在嘈杂环境中向很多人推销产品与在舒适的环境中近距离对三五人进行讲解，用声方式也会大相径庭。因此，发声者为了实现交际的目的，需要在发声前对声音进行准确预判，以便选择合适的声音进行交际。这种预判在歌唱发声中也普遍存在。英国梅丽贝斯·邦奇博士认为："歌唱发音前，歌手们必须对理想的起音状态有明确的认识，起音前的几毫秒内，发声的肌肉已经对头脑中正确的起音概念做出了适当调整。如果歌手在发音前没有做好准备，他（她）将会遇到音不准、节奏不对、喉肌紧张等问题。"[1]

第四，在交际过程中，需要注意调整发声状态和声音。口语交际是一个动态变化的过程。发声者为了高质量完成职业交际任务，需要随时观察交际对象、环境，注意说话内容、交际双方情绪的变化，随时监控并及时调整自己的发声状态，以便发出符合交际需要的声音。当然，调整状态和声音，是有技巧和要领的。

许多未经训练的职业嗓音工作者在发声过程中，或因意识不到，或因没有专门的技能训练支持，难以注意到瞬息万变的发声活动中还存在一种意在声先的发声机制。

---

[1] 梅丽贝斯·邦奇. 歌唱动力学 [M].4 版. 韩丽艳，蒋世雄，译. 北京：中国广播电视出版社，2010：68.

通俗地讲，意在声先就是发声前要想好怎么说，发声中要注意调整发声的状态，以便及时变化自己的声音，满足交际用声的需要。

2. 内外协调

科学发声是一项系统性的生理、心理活动，是发声系统内部各要素之间，以及发声系统和它的外部环境之间的协同作用的过程。

（1）科学发声是发声系统内部各要素之间协调运动的过程

科学发声的内部系统包括呼吸系统、振动系统、共鸣系统和吐词系统。声音的发出，是这些内部子系统之间协同运动的过程。

第一，呼吸系统和振动系统的协调运动。

气息是发声的动力，没有气息，就发不出声音。气息充足，声音才能响亮。声音要高亢，气息的密度和深度就要增加。声音要柔弱，就要降低气息的密度和深度。科学发声，就是要在气息和声音之间建立一种动态的平衡关系。

科学实验表明，口腔里的空气压力越大，歌声的基音频率就越低，相反，人为地降低口腔里的空气压力，基音频率就会升高[①]。苏联有人"用X线透视和肌电图证实，声带与呼吸器协调性可因呼吸运动不当而被破坏，从而引起喉神经肌肉装置病变"。[②] 这说明，振动系统和呼吸系统之间的协调关系多么重要。

根据有关发声机理的肌弹力 - 空气动力学说的认识，声音的发出需要经历这样的过程："发声时，声门先闭合。声门闭合后，声门下的空气由于积聚，压力升高，其结果先把声门的下部吹开。声门下部吹开后，声门下的空气压力继续使声门向外向上方运动，结果声门的上部也被吹开了。整个声门被吹开后，声门下的空气压力变低，即低于声带上面的空气压力时，由于压力的变化，声带开始闭合。声门闭合时也是由下部开始，然后上部再闭合。声门完全闭合后，声带就完成了一个振动周期。紧接着，声带又开始了一个新的振动周期。"[③] 这也是科学家利用高速摄影机和电子喉动态镜等仪器观察到的结果。

科学发声中，并非气息的量越多越好。气息和声音之间的最佳关系是气声平衡。也就是说，一个声音，只需要刚好够它使用的气息即可。当然，要实现这种平衡，关键在气息的控制方法和喉部肌肉的放松，而膈肌的运动、腰腹肌肉的控制非常重要。

第二，振动系统与共鸣系统之间的密切配合。

声带振动产生的喉原音若不能得到共鸣腔体的放大，是很难让别人听清

① 杨和钧，钟子良，刘小粟 . 嗓音保健 [M]. 北京：人民卫生出版社，1987：26.

② 徐维城 . 发声器官职业病的劳动能力鉴定 [J]. 国际耳鼻咽喉头颈外科杂志，1985（5）：294.

③ 杨和钧，钟子良，刘小粟 . 嗓音保健 [M]. 北京：人民卫生出版社，1987：25-26.

楚的。共鸣腔体还有美化喉原音的功能。喉原音向下行走，在胸腔得到了扩大和美化，使声音变得扎实、圆润、有厚度。喉原音向上经过喉腔、咽腔、口腔、鼻腔，不仅扩大了音量，还使声音更加明亮、圆润。有些人在医学检查时并未发现振动系统的结构与功能异常，但其声音单薄、干涩，原因多半在共鸣的调节上。共鸣腔体狭窄，反射声音的能力不足，缺乏充分打开共鸣腔体的技能，上部共鸣、中部共鸣和下部共鸣中任一类型的缺失，都可能影响到振动系统和共鸣系统的配合，从而殃及声音的听感效果。当然，振动系统的结构与功能不佳，比如声带闭合不全，即使共鸣系统的结构与功能正常，也不可能发出高质量的声音。具有良好声音色彩的人，其振动系统和共鸣系统往往处于一种高度和谐的状态中。

第三，呼吸系统与共鸣系统之间的协调运动。

没有呼吸的支持，就形不成声带的振动，共鸣扩大音量、美化音色的本领也就无处施展。正是因为呼吸提供了源源不断的发声动力，才使得共鸣腔体内贮藏了大量的空气，声音的扩大和美化有了可能。气息不足，会使某些共鸣丧失，声音会给人虚、飘的感觉。一般说来，声音的高亢，跟上部共鸣相关，对气息的密度有较多要求。声音的厚重低沉，往往与下部共鸣相关，对吸气的数量要求较大。

第四，呼吸系统、振动系统、共鸣系统与吐词系统的和谐运动。

这种和谐运动表现在以下两个方面：第一，呼吸系统、振动系统和共鸣系统制约着语音的形成。声音形成于声带的振动，与呼吸系统、振动系统、共鸣系统都有紧密联系。语音形成于口腔，嗓音是语音的载体，因而吐词系统要是离开了呼吸系统、振动系统和共鸣系统，将无法发出各种语音。词语的吐送主要依靠唇、齿、舌、牙、腭等吐词器官，这些器官也是作为呼吸通道和共鸣腔体的口腔的组成部分，因而吐词的优劣，与呼吸、共鸣甚至振动系统都相关。第二，词语的吐送也会影响到声音的质量。比如一些舌位靠后的元音韵母，如 o、e、u、ao、iao、uo、ou、iou、ang、eng、ing、ong、iang、uang、ueng、iong 等，发音时容易使声音在口腔的位置后移，出现声音靠后的现象。有些人在读普通话上声（第三声）字时，由于音高从半低的 2 度起音后下降到最低的 1 度时气息支撑不住，出现字音落喉的问题。一些开口度较大的音，如 a 韵母，有人发音容易散，声音不集中。一些开口度较小的音，如齐齿呼韵母 i、in、ing 和舌尖前元音 [ɿ]（zi、ci、si 中写成 i 的元音）和舌尖后元音 [ʅ]（zhi、chi、shi、ri 中写成 i 的元音）等韵母，容易因开口度不足而出现元音不响亮的问题。科学发声在处理吐词技巧时对这些问题都有考虑，比如要求前音如 i、ü 略往后发，后音如 o、e、u 略向前发，扁唇音如 i、e、a 略圆一点发，圆唇音如 o、u、ü 略扁一些发，开口音如 a 的口腔稍微闭一点发，闭口音如 i 的口腔略微张开一点发。这样发音，在保证字音准确的前提下，既有开口度，也注意了圆唇度，能使字音位置相对集中到一个较小的区域，能使字音更加优美。若是第三声送不出来，发不响亮，则要先解决呼吸的支撑问题，然后再注意声音向硬腭前部吐送，仿佛是"挂"在硬腭前部似的。

（2）科学发声还是发声系统与外部环境之间协调运动的结果

发声系统的功能实现，还要受制于人体的其他系统，比如神经系统等。第一，发出声音的指令，是由中枢神经系统下达的，所以，发声者的神经系统要健康才行。第二，发声者的身体状况、精神面貌、性格心理、审美追求都会影响发声活动。身体健康、精神饱满的人，气息才会充足，发声的动力才充沛；反之，气息就会虚弱，声音也难以响亮。性格急躁，好胜心强的人，往往声音偏刚、偏硬、偏高，语速较快，嗓子也容易受到损害；性格沉稳的人、遇事冷静之人，声音多柔和、下沉，语速偏慢；矫揉造作之人，声音多大起大落，夸张矫情。情绪紧张时，呼吸急促，喉头上抬，声门偏紧，声音就会偏高，语速会加快；反之，情绪平和，声音就会沉稳、放松，语速变慢。所以，艺术语言发声讲究情声和谐。有人以阳刚为美，故而声音多刚劲有力，扎实响亮；有人以阴柔为美，因此声音则柔和轻飘，虚弱乏力；有人好圆润，声音则饱满；有人喜沧桑，声音则暗淡、沙哑。

当然，发声者所处的物理环境、社会环境、发声交流的对象（听话人）、发声的内容等外在因素也会制约发声活动。面对空旷的广场发声，声音响亮才能传远，因而发声气息就要更充足，丹田要更用力；说话的空间很小，就不必高音大嗓地发声，否则令人烦躁生厌；在嘈杂的市场说话，常常得提高音高，扩大音量发声；在静谧的环境中说话，自然要收敛发声的状态，才不至于破坏宁静的氛围。有话筒时往往不用那么大的劲儿就能使声音响亮，无话筒时要在大庭广众场合说话，当然会更费劲。战争年代、政治气氛紧张时期与和平时代、政治开明时期，人们说话的声音自然有别。对不同年龄、性别、数量、文化程度、心理的人说话，用声也会不一样，正所谓说话要看对象，用声也如此。说不同情感的内容，用声应该有差异，否则就没有表现力和吸引力。

科学发声，就是需要把这些外在因素与内在因素协调一致，才能实现发声的目标。

科学发声，从美学上看，追求的是发声系统的整体和谐。有时我们会遇到局部不够和谐，但整体是和谐的情况，比如，气息和声音是平衡的，声音是通畅、优美的，声音的控制是自如的，但还存在一些字音上的瑕疵，这不影响发声的大局。一些人的声音偏高或偏低，只要它听起来清晰、流畅、圆润、自然，也没什么不好。

二、学会科学发声的基本技能

科学发声的基本技能，主要包括呼吸调节技能、气声平衡技能、共鸣调节技能、吐词技能、变化声音的技能。

科学发声训练是为了通过一系列练习，形成发声器官之间新的平衡与和谐关系，因而改造发声器官的训练是重要的基础。比如，颌关节的开合能力训练，双唇、舌头、软腭的灵活度与韧性训练，下巴、喉部肌肉的放松能力训练，胸部、背部肌肉，特别是腹部肌肉的力度与韧性训练，膈肌的训练等，都跟发声练习关系密切，需要进行专门的改造性训练。

（一）呼吸调节技能

科学发声用的呼吸方法与生活中的不同，它吸入气息的数量更多，密度更大，吸气的位置显得更深，或者说更低。只有充足而有控制的气息才能支持持久的发声，保证声音的响度、清晰度和优美度。科学发声用的呼吸方法主要是胸腹联合式呼吸法，它控制的关键在丹田。通过训练，要具备丹田调控呼吸的能力，要达到能自如调控呼吸的程度，具备强、弱控制自如转换的能力。根据我们长期的实践，初学者练习丹田控制的难度很大，而后腰控制呼吸相对而言更容易，所以我们往往让初学者先掌握后腰控制呼吸的方法。

（二）气声平衡技能

科学发声训练的重要目标之一是建立气息和声音的动态平衡关系，使高低、强弱、长短、色彩不同的各种声音，都有合适的气息与之匹配，为它提供动力支持。

气声平衡训练，要从起声方式开始。日常工作中人们多用的是明亮的实声，最适合的起声方式是软起声，有时会用到虚起声，发虚声的能力也应该具备。硬起声一般认为是对嗓子不健康的起声方式，所以要少用甚至不用。不过，硬起声也不是一无是处，它可用于辅助治疗喉肌弱症。

气声平衡训练，重在建立声音和气息的良好匹配关系。这种气声匹配关系，是在不断反复的训练中建构起来的。

（三）共鸣调节技能

科学发声的训练，还要学会调节不同腔体的共鸣，使嗓音圆润通畅，响亮集中，自然优美。训练者需要学习打通发声通道的方法，使声音畅通无阻，获得充分的泛音。打开口腔，获得丰富的口腔共鸣；喉腔、咽腔的适当打开，也可以获得更多的中部共鸣；声音集中送达硬腭前部，或者送达面部，保证声音有一定亮度，获得一定的鼻腔共鸣；发声通道打开，气息密度适当降低，增加声音的力度，可以获得充足的胸腔共鸣。同时，还要使上部的鼻腔共鸣（发高音时还应有适当的头腔共鸣）、中部的口腔共鸣、下部的胸腔共鸣协调一致，根据表达需要自如调控不同位置共鸣的数量。

(四) 吐词技能

《中华人民共和国国家通用语言文字法》第十九条规定："凡以普通话作为工作语言的岗位，其工作人员应当具备说普通话的能力。以普通话作为工作语言的播音员、节目主持人和影视话剧演员、教师、国家机关工作人员的普通话水平，应当分别达到国家规定的等级标准。"虽然除了播音员、主持人、演员和普通话语音教师的普通话要达到较高的水平外，普通的职业嗓音工作者不一定要具备很高的普通话语音水平，但对他们来说，吐词准确、清晰、优美、流畅也是必要的，毕竟他们从事的是主要用口语与人打交道的职业。所以，也要练习吐词的技能。可以先练习单个音节的吐字归音，发好字头、字腹、字尾。字头与字音的清晰有关，发音要有力，但不是满嘴使拙力，而是声母的两个发音部位形成阻碍时接触面不能太宽，用力处"成点成线不成面"。字腹要发得饱满，字尾要发到位，还要弱收，这样发音才优美动听。在此基础上，再练习双音节词语、多音节词语的吐送方法，这些训练称为静态吐词训练。最后再练习语句中的动态吐词技能，使词语的吐送流畅、自然。

(五) 变化声音的技能

由于表达场合、表达内容等多方面的需要，我们在生活和工作中往往要变化自己的声音，包括音高、音长、音强和音色的变化。因此，科学发声的训练，也少不了变化声音的技能训练。只是，要变化声音，先具备前面几项训练要求的本领，扎实了发声基础再来练习，否则可能伤害嗓子，尤其是用气发声的基础要扎实。声音变化的依据是内在心理的变化，心理的变动会引发气息的不同运动，进而形成不同的声音。

学习科学发声的技能，要懂得发声训练的基本常识。比如发声训练前要适当热身，使头脑清醒，身体活动开，训练者处于积极的训练状态。发声过程中除丹田外的身体其他部位要放松，相应的吐词器官也不能使拙劲。想象在发声训练中具有重要的引导作用，可以借用手势引导想象。这需要训练者学会听辨声音，具备声音的判断力，同时需要训练中的细心体悟。建立正确的声音感觉很重要，发声训练可以应用多样化的方法，如录音听辨法、模仿法、夸张法、以优带劣法、以错带对法等[1]。训练者要正确看待发声训练中出

---

[1] 见本书第三章第一节相关内容。

现的种种问题，比如，训练中有时发声感觉很好，有时又没感觉甚至感觉很糟糕。发声训练要注意把握训练各阶段的任务和特征。一般而言，发声训练一开始最重要的任务是掌握正确的呼吸方法，放松发声的心理和喉部肌肉及其他相关肌肉、关节，打开共鸣通道，保持气息与声音的通畅。

三、改变不良发声习惯

从科学发声的角度看，生活中人们的发声习惯有的是正确的，有的是不太好甚至是错误的。我们把这些不太好和错误的发声习惯统称为不良发声习惯。这里说的不良发声习惯，不包括发声器官病变所致的声音异常情况。不良发声习惯的成因很多，有的是思想认识上的，比如有人认为喉音是最具男子汉气质的声音；有的是身体原因造成的，比如，有的人身体羸弱，肺活量小，习惯有气无力地说话；还有的是性格原因造成的，比如有人发声力度不够，这跟他的性格偏柔有关。改变不良的发声习惯，要找准原因，对症下药。

（一）改变音高失当的不良发声习惯

音高就是声音的高低。所谓音高失当，是指发声时声音过高或过低。有此发声习惯的人，要分析造成这种状况的原因，然后有针对性地改正。有人因为工作环境嘈杂，用中低音缺少穿透力，因此必须用高音才能让工作的对象听清楚，久而久之，就养成了一工作就用高音说话的习惯。有的人误以为高音才好听，所以工作用声就喜欢用高音。相反，另一些人担心工作交流时声音太高令听的人不舒服，所以故意压低声音说话。还有一些人在工作中说话容易紧张，声音自然就提高了，尤其是性格内向、腼腆的人，工作中的新手，在大庭广众之下说话，更容易紧张。声音过高或过低，发声时间过久，难免会超过自己的发声能力，造成过度发声，如果加上发声的方法不当，对发声器官容易造成伤害，应该及时纠正。

要知道自己声音的音高是否恰当，可以采用多种方法。可以把工作用声的过程录下来，自己听听。可以征求听话人的意见，看看人家的感受，如果大家都说声音高了或者低了，多半需要调整。还可以结合自己这样发声后的感受去判断，如果长时间用这样的音高说话后，觉得嗓子特别累，多半是有问题的。

发声者要基本清楚自己嗓子的声部类型，如果从嗓音条件上看，你本来就是个声音偏高或偏低的人，那就不能过分压低或抬高声音，要顺应自己的嗓音条件发声。不过，多数人因专业知识和经验不足等原因，难以准确判定自己嗓音的声部类型，这就需要专业人士的帮助。

（二）改变音色失当的不良发声习惯

音色是指声音的特色，是由发音体、共鸣器的形状和发音方法不同造成的区别于别人嗓音的色彩。比如有的人声音偏暗，有的人偏亮，有的人深沉有力，有的人沙哑暗淡，有的人声音清朗，有的人声音毛糙……这些都是音色上的差异。

音色失当，指的是一个人在职业活动中使用的音色异于人们正常嗓音音色范畴的不恰当的声音色彩。人的正常嗓音听起来是清晰的、明朗的、圆润的，至少是不难听的。

音色失当的情况在不良发声习惯中最复杂。有的人因为审美追求的原因，或者认识上的偏差，习惯使用较浓的鼻音或者喉音，这种情况以男性居多。有人因为性格或者审美甚至身体原因，习惯在工作发声活动中使用过刚、过亮或者过柔、过虚的声音。有人以为沙哑的声音最有"磁性"，就习惯模仿使用这种音色。有人习惯使用重浊、深沉的音色说话，有人习惯使用声音位置靠后的暗哑的声音，有人习惯用干涩的嗓音说话等。

判断一个人的自然音色类型有时是比较困难的。因为有的人的嗓音条件本来不差，但由于长期习惯使用不当的音色，会掩盖他真实的嗓音音色，需要有经验的专业嗓音教师通过一段时间的训练才能确定。要了解自己说话的音色，录音是一个好方法。初次听自己录音的人往往会惊讶于自己的音色怎么会是那样的，不少人还会对自己录音中的音色不满意，甚至很不满意。

改变音色失当，除了调整认识之外，往往得从系统的发声训练开始。

（三）改变音强失当的不良发声习惯

音强指的是声音的强弱，它决定于发声时声带振动的幅度大小。声带振动幅度大声音就强，反之声音就弱。音强失当，指的是在职业活动中使用的声音的强弱不当，表现为两极倾向：过强或过弱。

职业活动中的发声，经常使用的是中等音强，但有人因为性格原因、审美追求差异、认识上的误区或者身体的原因，会在工作中使用过强或者过弱的声音。声音过强，使听和说的人都容易疲劳；声音过弱，让人听不清楚。

可以参照音高失当的检测方法，然后对症纠正。需要说明的是，有的人身壮气足，共鸣腔体空间较大，自带音响，共鸣充分，无论在哪里说话都声音响亮，这就要适当提醒自己，发声状态稍微收一些，不要有多大劲儿就使多大劲儿。还有一些人身体瘦弱，肺活量不大，声音往往较小，这就需要适当运动以增加肺活量，发声时增加吸气的深度，加大气息的吸入数量。

(四)改变音长失当的不良发声习惯

音长指声音的长短,它决定于声带振动持续时间的久暂。音长失当,指的是在职业活动中发声时音节的时值不当,多数表现为语速失当。有的人习惯于快速说话,尤其是急性子和容易紧张的人。语速过快,音节时值太短,容易让人听不清楚。有一些开口度较小的人说话的声音小、语速快,让人更不容易听明白。有的人则习惯慢条斯理地说,特别是上了年纪后,由于思维变慢,语速也会受到影响,有时出现慢得让听话人不耐烦的情况。

中国人的平均语速大约是每分钟说240个字,这种速度就是中等语速。在职业活动中,中等偏快的语速是最具吸引力的,但不能太快。对训练有素的播音员来说,每分钟播300字是能够驾驭的,但对普通群众而言,这个语速就是很快的了。在空旷的场地或者有回声的地方说话,语速要适当放慢才能让人听得明白。

判断自己是否音长失当,可以数数自己工作用声录音中每分钟说的音节数量。音长失当的人,可以用在规定时间内朗读规定字数并录音的方法进行纠正训练。语速过慢的人,可以每分钟朗读的字数超过240个字,语速过快的人降到每分钟说240 ~ 260字。

有时会出现上述几种不良发声习惯交织在一个人的发声过程中的现象。遇到这种情况时,就要综合运用上面所说的方法去纠正。

第三章
嗓音职业病的发声预防训练探索

在综合应对嗓音职业病的措施中，发声预防是最关键的一环。人们已经认识到发声预防的重要价值，于是借助歌唱发声、播音主持发声、话剧发声等艺术发声方法，展开了预防嗓音职业病的探索。笔者对此也进行了一些尝试与思考。

第一节　科学发声训练概述

嗓音职业病的发声预防训练与嗓音职业病的发声治疗训练和发声康复训练不同，三者在发声训练的目的、内容和方法上均有差异。这种预防性训练是系统的、全面的、科学的训练，在训练内容和方法上不违背人体发声器官的发声运动规律，充分发挥发声器官的发声效能，讲求训练的高效率，因而我们把它称为科学发声训练。

一、科学发声训练的界定

我们所说的科学发声训练，是指以掌握科学发声方法，提高发声能力，预防嗓音职业病为目的的系统、科学的发声训练。科学发声训练主要针对嗓音健康或比较健康的人群，训练目的不是治疗嗓音职业病或嗓音职业病的康复，而是全面提升训练者的发声能力，使其系统掌握科学发声技能，从而有效预防嗓音职业病。当然，科学发声训练的许多内容也适用于嗓音职业病的治疗与康复，只是训练的目的不一样，操作时的重点和应用方法也会有差异。

科学发声训练具有鲜明的系统性特征。科学发声训练，旨在全面提升发声能力，是对发声系统各要素的系统性训练。一般先从发声器官的改造训练入手，比如对与发声关系密切的重要肌肉、关节进行训练，为发声营造一个良好的肌肉、关节环境。训练还包括呼吸控制训练，起声方式训练、气声匹配模式训练，共鸣调节训练，吐词训练，声音的变化能力训练，声音的应用训练，发声的持久能力训练等。

科学发声训练并不排斥训练的针对性。在科学发声训练的不同阶段，不同的训练者既会出现共同的发声问题，也会产生不同的发声问题，训练中要因人而异，因材施教。在系统训练的基础上，要根据不同的发声问题进行针对性训练。比如，腹肌力度不够的人要多做仰卧起坐、平板支撑等腹肌训练；气息浅的人，要多做深呼吸训练；吐词不够清晰的人，要着重练习唇舌等吐词器官的韧性，根据字头的不同类型进行吐字的力度训练；声音干涩的人，要加强气泡音训练和共鸣训练。

二、科学发声训练的内容

(一) 科学发声训练的宏观内容

科学发声训练的宏观内容，是指科学发声训练究竟要练习哪些方面的内容，它不是指具体某次、某个阶段的训练内容。这些训练内容主要包括以下几个方面：

第一，练发声器官。包括发声用的一些肌肉、关节的训练，比如腹肌、膈肌、双唇、舌头、软腭、面部肌肉、颌关节的训练等。进行发声器官的专门训练，目的是为发声做好肌肉、关节的准备，使它们在发声活动中能够自如运动。训练中要注意结合不同发声阶段的目标要求，进行发声器官的使用练习，比如结合丹田控制力度的训练需要，进行腹肌的锻炼，结合共鸣和吐字归音练习的需要，进行颌关节的开合练习等。

第二，练气。气息是发声的动力，所以科学发声训练要重点练习气息。这可以是单纯的呼吸训练，也可以是带上字音的呼吸训练，还可以是以语句、段落、篇章为单位的呼吸训练。练气，要练习吸气的深度、密度、呼吸的均匀度、呼吸的通畅度、呼吸的灵活度和气息使用的节省度。科学发声的呼吸训练，从呼吸方式上看，要重点掌握胸腹联合式呼吸的要领，能够做到自如地运用这些要领进行口语表达。

第三，练声。就是结合着呼吸进行的声音训练，目的是建立良好的气息和声音的平衡关系。可以结合单音节字词、多音节词语进行训练，也可以结合语句、绕口令、古典诗词、文章段落、某些篇章进行训练。练习时要由易到难，循序渐进。比如，先练好扎实的中音，再进行不同色彩、高低、强弱的声音变化训练。

第四，练字音。练习汉字的发音，主要是进行字音的清晰度、优美度和流畅度训练。练字音，不能机械地理解为练单个的字音，应该是在能读好单个字音的基础上，更多地进行双音节词语、多音节词语、绕口令、文段、古典诗词和篇章的训练。通过练习，既要掌握没有进入语句环境的字词的静态吐送技巧，更要具备在语句、段落和篇章中的动态吐词的本领。这也是动态发声理念在训练中的体现。

第五，练表达。科学发声训练的最终目标是让职业嗓音工作者能够正确地使用科学的发声方法进行读和说，因而在科学发声训练中还要练习运用优美的声音进行口语表达。初学科学发声，主要是练习前面四项内容，待用气发声的技能基本掌握，字音练习的基本功已经比较扎实，就应该转入表达训练，做到为表达而发声。通过不同场合、不同情感、不同节奏类型作品的表达训练，提升嗓音的弹性，增加有声语言的表现力，具备自如发声、情声和谐、持久发声的能力。这是为表达而发声的理念在训练中的体现。

（二）科学发声训练的微观内容

科学发声训练的微观内容，是指发声训练的具体内容，包括每个章节、阶段甚至是每一次训练的内容。

1. 科学发声训练微观内容设计的依据

（1）生理学依据

科学发声是各个发声器官协同运动的活动，设计训练内容时，要充分考虑符合发声器官运动的规律。在日常口语发声中，人们发声用的肌肉、关节的运动是比较协调的，但是由于科学发声对声音的要求更高，既有的平衡已经被打破，需要通过长期的训练，重构一种平衡。所以设计发声训练的内容，首先要考虑发声器官的改造性训练内容，这种训练从一开始就要有，需要长期坚持。这是对发声用的"硬件"的训练，符合"工欲善其事，必先利其器"的道理。通常应该安排口部操、颌关节训练、呼吸肌肉的训练等。每个人的情况不同，教师在为学生设计训练内容时要有针对性。学习者为自己设计训练内容时，最好是在发声教师的指导下进行。另外，设计发声训练的其他内容时，要考虑发声器官的承受能力，比如在初学阶段，练习的内容不能太多。设计训练内容时，还要注意能否充分发挥发声器官的协作发声效能问题。

（2）教育学、心理学依据

学生的个体差异很大，不同阶段训练的进展情况不一致，教师在为学生设计训练的具体内容时，既要考虑进行发声技能的系统训练，也要注意因材施教的问题，即不同学生的训练内容既有相同的一面，也要有不同的地方。比如，发声前的放松训练，包括了身体和心理的放松，身体的放松除了躯干、四肢的放松，还要注意面部的放松。有的人身体比较僵硬，就要让他做活动全身的放松训练；有的人只是喉部紧张，就要让他多活动脖子，适当叹气，放松放松；有的人一做发声训练就心理紧张，教师就要从心理上开导，并辅以身体的放松、叹气等训练。单是这一个放松训练，内容就有很多的差异。即使是同一个人，在不同的时间和场合，也会出现不同的身体状态和心理状态，教师要因人而异，调整教育的方法。

在系统训练的基础上，要针对学生不同阶段存在的发声问题进行发声内容的设计。训练内容设计还要遵循学习的规律，由易到难，由浅入深，循序渐进。比如，通常是学生掌握了静态吐词的基本技能后再进行动态吐词技能训练，所以往往是双音节、四音节词语的朗读技能掌握之后，再进行语句中词语的吐送训练。

（3）语音学依据

汉语普通话语音学已经建构了一套比较系统的理论体系，设计具体的发声训练内容时，要以语音学理论为指导。由于一开始的发声训练需要进行强控制训练，发声要夸张，为了使声音发得响亮、通畅，往往在选择音节时，最好选择声母是擦音、塞擦音的音节。普通话的擦音声母有 f、h、x、s、sh、r，这些音的本音① 发音时两个发音部位没有完全闭塞，中间留有一条窄缝，容易使学习者感受到气流的通畅。其中 r 是浊音声母，发本音时声带要颤动，所以，初学者在发带这个声母的字时喉部容易着力，更重要的是，这是个翘舌音，南方人学起来有难度，会纠结于翘舌不翘舌的发音问题，所以带这个声母的字词，最好不出现或少出现在有声训练的初期。许多南方人 s、sh 不分（其实北方方言区也有很多人分不清楚，比如东北人和西南官话区的人），开始的发声训练中就出现这两个声母，也容易分散学习者的发声注意力，最好不用带 s、sh 的音节。剩下的三个声母中，h 最有利于发音，特别是发 ha 音，与生活中的"哈哈大笑"很像，用 h 声母是最佳的初始有声训练的声母。

刚开始做有声训练时，韵母要使用有一定开度的前元音或者带 a 韵母，比如 a、ai 等，由于它们在发音时口腔有一定开度，比较方便气流和声音的外送。相对而言，ai 韵母更有利于初学者，因为，ai 是从 a 滑向 i 的，是从低元音滑向高元音，开始发音时有较大的开口度，收尾时口腔开度变小，很有利于声音的集中、响亮。把 ai 与 h 组合，便于把字音发得响亮、通畅。u 是一个舌头隆起的部位偏高、偏后的后高元音，往往找不到声音的亮点，刚

---

① 普通话的辅音声母有 21 个，它们的本音，除了 m、n、l、r 在发音时声带要振动，能听到声音外，其余 17 个声母的本音都是声带不振动的，发音时只能听到一些气流声。为了教学时让学生能听清楚这些声母的发音，我们会在声母的本音之后添加相应的元音，构成声母的呼读音，比如在 b、p、m、f 后面加 o，在 d、t、n、l 后面加 e。大家在课堂上听到的声母的发音一般是声母的呼读音。

做有声训练时，最好不要练习这个音。其实，o、e 也是后元音，在做寻找声音的通畅、响亮感觉的训练中，最好也不用这两个元音。发这些后元音，用发得较好的其他元音比如 ɑ 来带一下更好。

初学弹发音节训练时，声调用去声（第四声）比较合适，因为发去声时方便气息用力，利于声音的响亮，比如弹发音节 hè、hà、hài。

当然，掌握了容易发的一些音的发声技巧后，也要练习那些不太容易发的音才行，这样才能保证全面掌握声韵调系统的发音。

此外，由于个体的差异，可能有的人发某些音比别人更容易或更困难，因此也不必拘泥于上述建议。

（4）发声学依据

发声是一项系统性很强的活动，需要中枢神经系统、呼吸系统、振动系统、共鸣系统、吐词系统的和谐运动。前文已述，气息是发声的动力，是声音发出的重要基础，因而，气息的训练要放在非常重要的位置。气息的训练要注意吸入气息的深度、密度，以保证气息的数量和肺内气息的压力；要注意呼出气流的均匀，以确保呼气的稳劲；要抓住丹田对气息的控制力度，放松喉部，打开共鸣腔体，保障气息的畅通；要能灵活运用气息，使其满足各种不同表达对于气息的要求。若以发出明朗扎实响亮声音为训练目标，则要重点练习胸腹联合式呼吸。

声带的闭合方式以轻松闭合状态最能使发声活动持久，也有利于音色变化。软起声的声门闭合正是这种状态，因而宜多练习软起声。为找到正确的软起声技巧，不妨先从虚起声训练开始。

声音的响亮和美化，需要运用共鸣调节的技巧。其中，发声通道的打开，即各主要共鸣腔体，特别是喉腔、咽腔、口腔和鼻腔的通畅尤为重要。另外，声音位置——声位，即声音送到头部（多数时候在面部）的位置，同样很关键。要使声音更明亮一些，则应加大口腔共鸣，适当增加上部共鸣，声音位置就要前移，比如使声音送达硬腭前部；声音色彩需要暗一点，就要把声音位置适当后撤，比如将声音送达软硬腭交界处甚至更靠后的地方。此外，声音要厚实、低沉，则要适当降低喉头，气息下沉，增加下部共鸣，必要时改用腹式呼吸。

吐词有静态吐词和动态吐词的区分，要遵循各自的规律。要在扎实掌握静态吐词基本功的基础上，着重训练动态吐词。

2. 本书对科学发声训练微观内容的具体设计

我们通过长期的教学、训练与探索，在学习有声语言艺术发声的理论与方法，借鉴声乐艺术、戏曲演唱发声方法的基础上，总结了一套比较系统，具有较强操作性的简易的科学发声训练方法，本书根据前述理论对训练内容进行了具体的设计。

（1）科学发声训练内容的系统性设计

根据上述发声内容设计的依据和我们多年的教学训练实践探索，在结合有声语言艺术发声和歌唱发声方法的基础上，我们把科学发声训练的内容设计为37个微课，训练内容涵盖肌肉关节改造训练、呼吸技能训练、起声方式训练、气声匹配模式训练、共鸣调节训练、吐词技巧训练和变化声音的能力训练，训练进度安排由浅入深，由易到难，由简到繁，由低级到高级，重在扎牢基础。每课分为训练要领讲解、容易出现的问题及纠正方法、拓展练习等内容，系统性较强。多数课文配有相应的音视频，有本书作者的示范，不易通过示范看清楚的内容，比如凹舌头等配有图片，学习起来比较直观。在面授条件不具备的情况下，学习者可以一边收听观摩音视频一边学习，如果还有不清楚的地方，还可以认真阅读课文，把文字讲解和音视频示范结合起来学习。

尽管这37篇课文的前后关联度很高，但也可以根据训练者的情况选择其中的一些技能来训练，比如，呼吸问题比较突出的人，可以多学习狗喘气、胸腹联合式呼吸的课文，声门闭合不好的人可以多练习气泡音，发声已有一定基础但弱控制做不好的人，可以多学习弱控制部分的内容。

（2）科学发声训练内容的层级性设计

为了适应不同时间、对象、场合训练的需要，我们在设计这套发声方法时，充分考虑了训练内容的层级性问题。

我们把37篇课文中的内容分为核心层和外围层。核心层是必须进行的最为基础的内容，包括打牙关、凹舌头、气泡音、狗喘气、呼吸训练等，发哈气音、发虚声 a、发实声的 a、o、e、i、u、ü，弹发音节训练、唇舌肌肉训练等。如果能把这些练习做好，发声训练最基本的技能就初步具备了。

37篇课文中除了上述的内容，剩下的都是外围层的内容。外围层的课文内容偏重声音的变化，比如有关声音的高低、强弱、虚实、松紧、快慢变化训练和说话训练的课文。

三、科学发声训练的方法

科学发声训练是一种技能训练，无论是教还是学，都要突出发声技能训练而不是理论教学与学习。发声训练教学法在艺术语言发声和歌唱发声的教学中有一些研究成果。下面，我们在借鉴这些研究成果的基础上，结合笔者20多年来自己的发声学习和发声教学实践，对科学发声训练方法进行一些讨论。

（一）科学发声教学训练的原则与方法

1. 科学发声教学训练的基本原则

（1）因材施教

科学的言语发声教学跟声乐教学有很多相通之处。学生个体的差异性很大，生理结构不一样，理解力和感悟能力千差万别，性格与心理不同，学习的动机和愿望各异，教学中教师要遵循因材施教的原则，特别是在听辨学生的发声问题、指导学生的发声训练环节，更要注意这一原则。有经验的教师不仅知道如何处理学生普遍存在的共性发声问题，还有办法指导解决学生出现的个性问题。比如，学生在呼吸训练中普遍存在气息浅、气息不通畅、气息僵硬、屏气、气息补充不到位等问题，可能有的学生会出现气息过深，丹田使不上劲等问题，教师就要因人而异地指导。

因材施教的前提是尊重学生，接受学生存在个体差异的事实。学生在学会科学发声之前可能存在各种各样的发声技术问题、认识问题甚至心理问题，这些都是正常现象，教师心中要有数。

教师要真正做到因材施教，就要加强对科学发声的研究，广泛学习艺术学理论，学习声乐、戏曲演唱、播音主持发声、话剧表演等艺术发声的理论与技法，具备基本的解剖学、嗓音医学的知识，适当了解物理学相关知识，掌握一些语音学知识，借鉴艺术发声教学理论与方法，积累足够的心理学和教育学知识，教学活动中认真观察学生训练的情况，认真备课，课堂上正确处理意料之外的情况，做好每次课的教学反思，不断丰富教学训练经验。

（2）鼓励为主

科学发声是一项比较难学的技能。它的难学之处在于，发声器官的内部运动情况难以凭肉眼观察，学生的学习很多时候依赖模仿和领悟。因此，教师在教学过程中要注意培养学生的训练兴趣，保护学生的学习积极性，肯定学生的各种探索精神，正确看待学生存在的各种发声问题。只要学生有进步，就应该充分肯定，甚至在面对那些性格内向、不自信的学生时，只要他们没有退步，就应该肯定。

教师要正确看待发声训练中的高原现象。学生不可能每次上课都会进步。有时是因为学生的身体状况不佳，有时是因为情绪不好，有时是因为学习或工作压力太大，有时可能是训练进入瓶颈期，此时，教师要及时了解学生的情况，尽快疏导学生心理，调整训练方法。当学生找不到良好的发声感觉时，发声学习遇到较大困难时，更要给予鼓励，使其对学习充满信心。

科学发声训练跟许多艺术、体育技能训练一样，很多时候比较枯燥，特别是扎实基本功的构建，需要在千百次的重复训练中实现。所以教师要有耐心，要通过鼓励，给予学生继续学习的精神动力。

当然，教学训练中的鼓励为主，并不等于一味地迁就学生。鼓励，也要分阶段，看场合，辨对象，不同的学生要用不同的方法。初学发声的阶段，要多鼓励学生大胆尝试；发声训练中喜欢自己瞎折腾的学生，要告诉他们规范的训练要领。在班级教学中一般要避免总是只表扬一两个特定的学生。自信心不足的学生，要多给予肯定；骄傲自满的学生，反而要及时指出他们存在的不足。

（3）循序渐进

陌生技能的训练，往往遵循由简到繁、由浅入深、由易到难的原则。科学发声训练也不例外。正如第二语言的习得是有先后顺序的道理一样，科学发声训练如果也遵循其固有的规律，那么，训练的效率就会大大提高。通常说来，在指导科学发声训练时，应该先练习发声的基础技能，再学习发声的应用技能、提高技能。比如，呼吸技能、口腔控制、喉部控制、共鸣调节、静态吐词、动态吐词、声音弹性的基本功练扎实后，再强化嗓音的应用即表达技巧的训练。气息的基本功还没扎实，丹田的控制能力还没具备，气息的通畅目标都没实现，就不能急于练习吐词技能。实声还没练扎实，就不要着急练虚声。强控制技能还没掌握，就不能匆忙开始弱控制训练。

当然，这些都是基本原则，不可绝对化。事实上，有的学生实声没有练扎实，可能是他还不清楚什么是实声，适当让其练练虚声，找到实声与虚声的差异，或许有助于他的实声练习。

有经验的教师，会在宏观上把握训练的进程，清楚地知道什么阶段应该训练什么内容，采用什么方法，同时也会在微观上明白，不同技能的训练应该如何安排，如何展开。

循序渐进也要因人而异，不可一刀切。面对嗓音条件好、领悟力强的学生要增加训练内容，适当加大训练难度，使其始终处于不那么舒适的学习区，往往有利于他的不断进步。面对嗓音条件不太好、领悟力不足的学生，教师不可操之过急，而要放慢学习的进度，降低学习的难度和要求。只有这样，才能满足不同学生的学习需要，保护他们的学习积极性。

2. 科学发声教学训练各个环节的教学方法

（1）准确讲解

发声教学也要讲解必要的知识和训练要领。教师在讲知识和要领时，首先要把知识和技能讲准确，不能凭着自己的感觉去讲。发声学有其基本的理论，不可摒弃这些理论，在没有充分研究前，不可自己独创一套所谓的理论体系，按照自己的错误理解去讲课。比如发声器官名称的使用，对胸腹联合式呼吸方法的剖析，都要符合相应的规范。当然，我们不排斥理论创新，相反，我们非常希望有更多的人来研究发声理论，创新发声理论，但是，这跟凭自己感觉讲课是两码事。

发声理论比较枯燥，教学讲解中最好能将枯燥的理论具象化，因而教学过程中要适当运用图片、模型、音频、视频等教学手段辅助教学，使抽象的理论变得具体可感。

讲解技能要领时往往要把训练要领分解为若干项，一步一步地训练，降低训练的难度。同时还要注意，要领的分解不是目的，当分项技能掌握后，要着重将这些分解要领综合起来训练。

（2）正确示范

发声技能教学少不了教师正确的示范。教师的示范不能随意，课前应该做好充分的示范准备。有一些难学的技能，示范时除了要反复操作外，还要放慢速度，适当夸张，以便学生能更清晰地感悟到。这种方法称为夸张法，也有人称为"矫枉过正法"。比如，初学者一开始不能掌握大声朗读词语的方法，教师可以用夸张法示范：先用向远处夸张地呼喊带有开口度较大的 a 音的人名、短句的方式寻找发声的感觉，如阿兰——，阿来——，阿强——，梁——海——洋——，开——船——啦——，快——回——来——……待学生找到了气息通畅、声音响亮的良好发声感觉后，再让他们朗读其他词语。

教师发声示范能力的重要性不言而喻，学生们往往就是模仿教师的发声示范去训练的。因此，教师应坚持发声训练，不断积累自己的训练感悟，尝试不同方法的训练效果，持续提升发声技能，具备出色的示范能力。

（3）认真听辨

教师的听辨声音能力、鉴别学生掌握发声技能的能力对教学训练非常重要。教师听得准，看得清，才能准确判断学生训练的情况和发声技能的掌握程度。为此，教师要首先建立科学发声的理论体系和实践体系，要有非常丰富的发声训练经验，有正确的发声技能判断标准。

教师对声音的判断标准要科学，不能只凭自己的兴趣或者只根据自己的嗓音去判断学生的声音。学生的嗓音条件千差万别，发出的声音色彩各式各样，但只要它是通畅的、集中的、圆润的、自然的、流畅的、清晰的、扎实的，都是可以接受的，至于是否明亮、雄浑、清脆，或者音域宽广，不能一概而论，特别是初学阶段，声音通畅是第一要务。

对学生的发声活动的判断，应从声音的整体上考察，树立整体发声观念，特别是进入有声训练阶段后，教师要先从整体上辨别学生的声音是否符合要求，然后再从具体的问题上去审视。具体问题可能主要涉及呼吸、起声、喉部控制、口腔控制、共鸣、吐词及发声状态不积极等多个方面。

教学经验不足的发声教师生活交际过程中要多注意观察他人的发声活动，训练自己的眼力和耳力，不断提升自己的判断能力。在课堂上，听辨不是只有听的问题，还要注意观察学生的身体运动情况，把听和看结合起来，以便找到他声音问题的成因。

（4）科学点评

教师应建立发声的整体观念，学会抓主要矛盾，不能把所发现的问题全部告诉学生，尤其是在初学阶段。学生学习陌生的技能，开始可能不适应，有的人还会紧张，甚至焦虑，如果开始训练就彻底否定学生的努力，容易伤害学生的自尊，损害他们的学习积极性。比如在刚开始进行发实声 a 的训练时，首先要看学生的气息和声音是否通畅，而不是马上就盯住学生的音色是否动听。

教师在点评学生的发声问题时，要尊重学生，要考虑学生的感受，不可只顾自己畅快，发泄自己的不满情绪。同时，教学过程中可能出现师生们对某一个或某一些学生训练认识的分歧，此时教师更要注意尊重学生，用事实正确地说服学生。必要时可以采用师生一起听被评学生录音的方法，让学生和教师都站在客观的立场来评判发声的情况。对学生来说，听自己的录音更为客观，因为这排除了学生在发声时听自己声音的骨传导干扰。我们把这种方法称为录音听辨法。

找学生的发声问题，一定要找准，并且要说清楚，说具体。不能一会儿说是这个问题，一会儿又说是那个问题，这样会让学生无所适从。也不能说得太笼统，比如，"你的发声方式不对""你的呼吸有问题""你的共鸣不好"等。要说具体，比如，评学生的呼吸问题，要具体说是气息太浅，浅到什么程度，具体表现是如何的。再如，说共鸣有问题，是低音共鸣不够？还是鼻腔共鸣过多？或是口腔共鸣不充分？

在有声训练中，教师的点评是有规律可循的。比如，通常是先肯定优点，再指出不足；先从总体上看做得如何，再从呼吸、起声、喉部控制、口腔控制、共鸣控制、声音弹性等分项上去考察。

点评学生的问题，教师不能用所谓"自创"的概念去说，要用发声学、语音学等学科通用的概念和理论知识作为指导，即使必须用新概念，也要把概念解释清楚，说得有依据。

点评时教师还要帮助学生分析造成问题的原因。教师只点出学生的问题，不帮助其分析原因，学生多半不清楚为什么会出现这样的问题，不利于学生彻底解决这些问题。形成这些发声问题的原因可能是学生认识上的，比如有的学生认为，发虚声最有利于保护嗓子，所以总喜欢虚里虚气地说话。也有的是对理论误解造成的，比如有的学生把"气沉丹田"理解为气息向小腹部使劲下压，造成喉部捏挤，声音紧张。还有的是心理紧张形成的，比如，有的人一旦面对众人发声，心里就紧张，由此带来整个发声状态过紧，声音生硬、僵直。当然，还有的是单纯的发声技术原因，例如声音过亮的原因可能是丹田收得太紧，造成气息密度过大，喉部用力，声带闭合太紧，上部共鸣太多等。

最后，点评后还要帮助学生找到解决问题的办法。点评的目的是帮助学生解决发声问题，所以，教师要根据造成问题的原因分析，帮助学生分门别类地找到解决发声问题的办法：要先消除认识上的误区，比如声音不是越亮越好听，男生的声音不是越浑厚越好，女生的声音不是越温柔越好，天生的小嗓门不能老想着练成大嗓门，这些都要根据自己的嗓音条件而定；鼻音并非越多越好，而是恰到好处，不能让人听起来鼻音过多，像伤风感冒似的；

吸气不是越多越有利于发声，而是够用就行；不是无论发什么音丹田都要非常用力，而是要根据声音的高低、轻重等实际需要来确定丹田用力的程度。然后，要准确理解发声的概念、基本理论。比如，"腹壁站定"，不是整个上下腹部都绷紧，而是在发声时上腹部始终保持微凸（至少上腹不向后瘪）的状态，且并不绷紧，下腹收住，换气时上下腹部都要放松。若是因为紧张造成的问题，就要先消除紧张的心理，这可能需要教师做耐心细致的心理疏导，有的可能需要学生经常在大庭广众之下说话，习惯面对大家发声，当然，适当做一些利于放松的运动也有益处。至于技术原因所致的发声问题，则要根据具体的技术原因提出解决问题的办法。

3. 科学发声教学组织训练的方法

（1）选择训练方式

教师要根据训练目标和训练内容安排，在教学中注意选择好训练方式。通常可以采用集体训练和个别训练结合的方式。需要学生普遍掌握的技能，可以先进行集体训练。此时，要注意观察和听辨，既要发现普遍存在的问题，也要关注个别学生存在的问题，能够当场纠正的，应该及时纠正。个别训练主要应用在需要重点掌握的技能上，同时，也多用于集体训练中发现的重要问题、难点问题的纠正上。个别训练时，要让其他学生也一起聆听，以便帮助全体学生训练听辨能力，帮助他们具备正确的声音判断力。仅用集体训练，没有个别指导，是难以教会学生的，因为每个学生的个体差异很大，不可用集中训练代替个别训练指导。当然，仅有个别训练，课堂教学的时间往往也不允许。

（2）下达训练指令

下达训练指令，教师要用言简意赅的语言，准确、清晰地说明训练的内容、要求等事项，否则，学生会不知怎么办，造成课堂混乱。发声课堂上如果人数较多，学生中一些人这样做，一些人那样说，不仅不利于教学训练的顺利进行，不利于学生掌握目标技能，还容易对教师造成多种负面影响，比如降低人们对教师调控课堂能力的认知，教师因多次高音大嗓制止学生而损伤自己的发声器官等。很多时候，学生在训练中的各种乱象，不是学生理解出现偏差造成的，而是由于教师指令下达不清楚，造成了语意歧义。为了避免课堂混乱的发生，教师必须认真备课，事先做好充分准备；还要不断提高自己的语言表达能力，养成准确表达的习惯。当然，教师的临场应变能力也很重要。

（3）调控训练进度

在教学训练过程中，教师要根据教学进度计划、内容和目标，以及学生的技能掌握情况，把握好训练各环节的时间，及时调控训练的进度。有时学生掌握技能的情况会出乎备课时的预料，这就要求教师及时调整训练内容或方法，不可拘泥于备课时的设计。此时教师的理论水平、训练内容和方法的积累就会派上大用场了。

教师在教学过程中要留心观察。训练初期，要注意学生发声时身体的状态，比如发声的姿态是否合适，口腔开度够不够，下巴是不是在使劲，换气时肩部、锁骨是不是在上抬。必要时，教师需要感受学生的腰腹部运动的情况，发现问题，迅速纠正。

教师还要及时询问，善于倾听。教师要经常询问学生训练中的感受，尤其是教师感觉到学生发声有问题，但又不能完全肯定的时候。有时会出现学生发声的自我感觉很好，但声音听起来不太对劲的情况，有时又会出现教师觉得声音不错，但学生觉得嗓子不舒服的现象。遇到这些情况，要首先尊重学生喉部的自我感觉，以学生不觉得难受为前提，其次才考虑声音的质量。与学生的现场沟通是非常必要的，教师既要学会询问，也要善于倾听，不可仅凭自己的感觉行事。

如果时间允许，教师在点评后要针对发现的问题再次组织训练，及时纠正这些发声问题。对于一些比较顽固的问题，只要不是大问题，不会伤及发声器官的，一时不能纠正的可以暂时不管，以免影响教学进度。若是个别学生出现棘手的问题，可以课后或者下次课再解决。有些发声问题是需要经过较长时间的训练才能得到解决的，教师不可操之过急。

在组织训练过程中，有一种比较实用的具体训练方法——以优带劣法。以优带劣法，是指用发得较好的音去带发那些发得不太好的音的训练方法。比如，有的人发 a 声音总是不集中，但 i 发得不错，就可以在练习 a 的时候先用 i 来领发 a。

4. 科学发声教学训练的总结

每次发声教学课结束后，要及时总结当天教学的成功和不足之处，深入分析成功与不足的成因，不断积累教学的成功经验，提醒自己今后应避免哪些问题。对于教学中没有解决的疑难问题，要广泛查阅资料，深入思考，与同行或专家探讨，尽量找到应对的措施。一般说来，教师能够准确模仿学生的发声错误，往往就能找到攻克难题的办法。因为教师在模仿学生的错误发声过程中，可以非常直接地感受到学生问题的关键所在。所以在课后总结中，要多反思，多揣摩。

学期课程结束后，也要及时进行总结，以便下次教学时改进。总结应该是全方位的，包括教学目标的设定，教学对象的分析，教学内容的设计，教学方法的运用，教学过程的组织，教学效果的评价等。

（二）学生的学习方法

1. 倾听与观察

学生在学习科学发声技巧的时候，首先要注意倾听，要听明白教师的讲解和示范，发现有不明白的地方，要及时向教师请教，以便准确领会发声要领。同时，学生还要在教师示范时认真观察教师发声时身体的变化。比如，发声的姿势如何，口形怎样，喉部如何运动，必要时还可以在教师同意的情况下感受教师发声时下巴、喉部的情况，腰腹部肌肉的运动方式等。训练中要动脑子，对比自己的发声和教师的发声有什么差异，分析差异形成的原因。我们曾经提出，"接受教师指导训练的方法是：一看、二听、三记、四想"①，可以作为参考。

2. 模仿与揣摩

模仿是技能训练的重要方法。在发声教学中，学生仔细观察教师的示范后，可以照着镜子，自己模仿教师的动作，结合所学发声要领进行训练。这就是照镜训练法。在学习科学发声的呼吸方式时，若是现场教学，除了看清楚教师的动作之外，最好去感受一下教师的腰腹部是怎么运动的，有时候，一点细微的变化就会影响发声的质量。比如，学习胸腹联合式呼吸，吸气时要先有气息吸到丹田然后再收小腹，发声时丹田继续采用内收的状态，上腹部微微向外扩张，丹田的内收和上腹的向外扩张形成反向运动，上腹部没有向下用力的感觉，这些细微之处，通过感受教师的做法，更能够体会到。

如果是跟着视频学习，在模仿训练时可以同步录音，然后把录音与视频中教师的声音进行比对，分析自己学习的效果，查找出自己的不足之处。

模仿训练，并不是要把自己的声音模仿得跟老师的一模一样，而是要模仿教师的发声方式，模仿教师声音的通畅、集中、圆润、扎实、流畅、自如。我们学会了科学发声的方法后，就不用再去模仿教师了。如果此时要进一步提高自己的发声能力，就要多向有声语言艺术家学习，逐渐形成自己的发声和表达风格。

学习者要在模仿的基础上反复揣摩发声的各项要领，要敢于尝试。发声训练前，要想好要领，调整好发声的心理状态和生理状态，身体和心理都要放松，注意采用正确的发声姿势，腰带不宜扎得太紧。一般说来，初学者自己训练的时间一次不宜太长，10 ~ 20 分钟即可，感觉好时可以适当延长训练时间，感觉不好时，经过一番调整，仍然觉得不妙，就要立即停止训练，寻找和分析感觉不好的原因。

有的时候，找不到正确的发声感觉，可以试试以错带对法②。先做一个与正确的方式相反的错误动作，然后再用与这个错误动作相反的正确动作，把

---

① 杨小锋.教师发声训练教程 [M]. 北京：北京师范大学出版社，2010: 16.

② 美国匹兹堡大学医学中心 Katherine Verdolini Abbott 教授把这种方法称为负向练习。其做法是"让练习者将他错误的行为放大并重复，然后再做一个正确的行为，形成对比。如练习者发声紧张，可以请练习者故意挤着嗓子说一个词语，然后在喉部放松地把这个词语再说一次，体会两次的不同"（万勤，徐文.康复治疗师临床工作指南——嗓音障碍康复治疗技术 [M]. 北京：人民卫生出版社，2019: 112.）笔者在1990年代后期的教学中偶然尝试此法，教学效果不错，后来一直沿用至今，对教学助力较大。

两者进行对比，帮助我们找到正确的发声感觉的方法。比如，发声时不知道自己的喉咙是不是在用力捏挤，就用捏挤喉咙的错误方式发一个音，然后再用放松喉咙的正确方式发音，体会放松喉咙发声的感觉，找到正确的放松喉咙发声的状态，并通过训练，把这种正确的发声感觉巩固下来。这种方法往往适用于喉咙的放松与紧张、口腔的横与竖、下巴的前伸与后缩，软腭的上提与下塌、声音的前与后、字音的圆与扁等有二元对立特征的训练中。不过，这种方式不能频繁使用，因为错误的发声方式是违背发声器官正确运动规律的，稍不注意，容易使嗓子感觉不舒服。

以错带对法在教师的教学训练中也可以使用，但同样不可多用。

3. 反馈与评价

在现场教学中，教师会对学生训练中的问题进行及时的反馈与评价，并告诉学生纠正的方法。而在非现场教学中，学生对自己发声活动的正确反馈与评价就很关键。视觉反馈是非常必要的，它可以通过照镜法来实现。初学者不清楚自己发声时口腔开度够不够，吸气是否提肩、提锁骨，可以通过照镜练习获得反馈。在自我反馈中，触觉反馈也是一种有效的方法，比如，通过用手触摸自己的下巴和颈部肌肉，来观察自己发声时下巴和喉部肌肉的松紧程度。

除了自我反馈与评价，非现场教学中还可以有同伴的反馈与评价。发声训练时，同伴之间相互提醒，也是一种常用的反馈与评价方式，只是，这很考验同伴的听辨能力。

如今，网络可以使人们进行异地语音交流、在线视频沟通，在线训练成为可能，因而线上反馈与评价也是一种可行的反馈评价方式。只是这已经超出了学生自我反馈与评价的范畴。

学生通过这些手段获得正确的反馈与评价，再及时调整发声的状态，学习效率会大大提高。

第二节　科学发声规模化训练概述

科学发声规模化训练，是指采取一定手段和方法，尽可能增加在单位时间内接受科学发声训练的人数，突破以往发声训练难以形成较大规模局限的训练方式。通俗地说，就是要突破传统的艺术发声教学一对一、一对几或一对十几的模式，使一次发声教学让尽可能多的学生受益，一个发声教师尽可能多地培训发声学生。

一、科学发声规模化训练的重要性

2021 年，中国社会已全面步入小康社会，人民生活更加殷实。今后国人对身心健康和精神生活的需求会更高，包括对发声器官和发声心理健康的需求，对优美声音的需求。当前，我国的发声教育并未普及，专业的师资匮乏，只有采用科学发声的规模化训练，才能解决这种矛盾。

（一）是科学发声教育大众化最重要的途径

如今的时代，是一个重视自己形象传播的时代，也是一个注重声音交流质量的时代，还是一个重视自己身心健康的时代。人们提起好声音，往往会想到歌唱家、戏剧戏曲表演艺术家、播音艺术家。随着我国人民物质文化生活水平的迅速提高，人们更加看重自己的声音形象、口语交流效果和嗓音健康。微信等社交媒体语音交流功能的普及，让普通百姓都能听到自己真实的声音，许多人对自己的嗓音质量不满意，产生了进行专门发声训练的需求。然而，长期以来，我国的科学发声教育主要在戏剧戏曲、影视表演、音乐界、播音主持教育界等艺术与新闻传播教育领域实施，非上述领域的群众要获得科学的发声教育，特别是科学的言语发声教育，往往找不到合适的教师。人民群众有通过科学发声训练，获得优美声音，提升口语表达效果，保护嗓音健康的现实需求，科学发声教育的大众化问题，已经摆在我们面前。

科学发声教育的大众化，是不可能采用传统的艺术发声一对一、一对几或一对十几的方法进行的，因为，这首先面临的就是师资匮乏问题。在无法短时间内显著增加发声教师数量的当前，唯有科学发声的规模化教育，才是科学发声大众化教育最现实、最重要的实现途径。

（二）是满足嗓音职业职前和职后发声培训需要的最佳途径

目前，国内有声语言艺术专业学生的发声训练有专门的课程。教育部高等学校教学指导委员会规定："播音与主持专业必须开设播音主持语音与发声。"[①]，这门课程是播音与主持艺术专业学生非常重要的专业核心课程。非艺术类专业一般不会这么重视学生的发声训练。即使是师范院校，在教师口语课程中虽有涉及发声的内容，但往往不是教学的重点。因此，在以培养教师为主的师范院校的师范专业学生中进行科学发声规模化培训非常重要，这可以提升学生的发声能力，增强他们的嗓音保健意识，降低他们入职后患嗓音

---

① 教育部高等学校教学指导委员会. 普通高等学校本科专业类教学质量国家标准（下）[M]. 北京：高等教育出版社，2018：935.

职业病的风险。

现在，越来越多的单位更加重视对职工的职前和职后培训，以提升职工的理论水平和职业技能。在一些地方，新任教师要进行岗前培训，一些学校或教育主管部门还会为入职后多年的骨干教师举办培训班。一旦有师资，许多单位都可能会考虑加入科学发声培训的内容。由于需要培训的人员众多，教师数量有限，不可能采取一对十几的小组授课方式，只能上大课，只能走规模化培训之路。因此，规模化发声培训是目前满足嗓音职业职前和职后发声培训需要的最佳途径。

（三）是尽快解决嗓音职业病患者发声问题的重要途径

如今，受观念影响和条件限制，多数嗓音职业病患者在治疗过程中和治愈后没有得到科学发声训练，有些人的发声功能没有完全恢复，有些人因不能科学发声，只会继续沿用习惯的错误的发声方法，嗓音职业病复发率很高。他们的病根在于不会科学发声，他们很需要科学发声的训练，但能够提供这种训练的机构不多，所以解决供需矛盾的办法也只能是进行科学发声的规模化培训。

在科学发声教师数量严重不足的当下，必须充分利用现有技术条件，比如采用传统的课堂教学＋翻转课堂模式、大规模在线教育模式、利用移动互联网技术进行的各类平台的在线教育模式的优势，进行科学发声的规模化培训。只有这样，才能尽快解决嗓音职业病患者存在的发声问题，才能从源头上减少嗓音职业病的发生。

二、科学发声规模化训练的必要性

（一）科学发声培训师资严重不足，需要进行规模化培训

言语发声训练与声乐发声训练有许多相似之处。由于个体差异性很大，同一个动作或者技能，不同的人做出来的效果会不同，因此，最有利于学习者的训练方式就是1对1教学，或者是一个教师带一个小组。播音与主持艺术专业进行专业课训练时，一般以一个老师带 8 ~ 15 个学生为宜，每次课大约是 4 个课时[①]。声乐专业的声乐课程往往是 1 对 1 教学，即使有小组课，一般也不会超过 10 人。如果以此数量和方式来进行科学发声训练，当然效果会很好。

目前我国社会中懂得科学发声方法的人并不算少，声乐演员、声乐教师数量在稳定增加，经过严格、科学、规范、系统的播音主持发声训练的播音

---

① 张颂. 传媒与教育散论 [A]// 张颂. 播音主持艺术论. 北京：中国传媒大学出版社，2009.

主持专业人员数量也在增加，许多表演专业的教师、毕业生也懂得科学发声的方法，此外，传统戏剧、戏曲的演唱人员也会接受专门的科学发声训练。但是，在上述人群中对科学发声教学有兴趣的人似乎还不算多，而能够从事科学发声教学的人则更少，毕竟，担任科学发声训练教师，仅有示范能力是很不够的，他还应该具备医学、心理学、教育学、语音学、发声学的相关理论知识，应该拥有良好的听辨与评判能力，应该具有纠正发声错误的丰富经验。另外，以声乐为代表的，包括戏剧戏曲演唱在内的歌唱发声和言语发声是两种不同性质的发声方法，尽管歌唱发声训练有助于言语发声，但不能以此替代言语发声训练。而职业嗓音工作者中绝大多数人的工作用声都是言语发声，只会歌唱发声的人，还必须研究言语发声，探索适应言语发声训练的方法。这样的高要求会让一些教师望而生畏，可能会进一步减少能够担当针对普通大众进行言语发声训练的教师数量。

(二) 嗓音职业人群数量庞大，社会对科学发声训练的需求旺盛

目前，职业嗓音工作者分布在多个行业，人数庞大，对科学发声训练的需求量太大。仅就各类教师的数量来看，已经达到上千万人，加上其他行业的人群，数量就更多了。如果不进行科学发声的规模化训练，很难满足人们学习科学发声技能的现实需求。

当前，随着我国经济的迅速发展，人民生活水平有了巨大改善，不仅仅是职业嗓音工作者才有接受科学发声训练的愿望，非职业嗓音工作者也有降低因发声不当引发嗓音疾病的风险，拓展发声能力，美化嗓音，提升自己声音形象的现实需求。因此，社会的发展，人们的现实需要，要求我们必须进行科学发声的规模化训练。

三、科学发声规模化训练的可行性

尽管目前进行科学发声规模化训练还有一定困难，特别是师资数量不足造成了一定限制，但是，在当下进行科学发声规模化训练，并非没有可行性。

(一) 师资培养可保证科学发声规模化训练的顺利开展

科学发声的规模化训练，首先要有一定数量的师资。目前能够担任科学发声教学的教师，主要集中在播音与主持艺术、表演等有声语言艺术专业的发声课教师群体，他们的数量有限。不过，科学发声的师资是可以培养的，可以从以下几个方面入手。

首先，在懂得科学发声的专业人员中培养。会科学发声的专业人员，比如有志于从事科学发声教学工作的演员、播音员、主持人、声乐教师，播音主持专业的硕士研究生、本科生，他们中不少人理论基础比较扎实，发声技

能过硬，听辨能力专业，已经具备担任科学发声教师的良好基础。他们所欠缺的，主要是教学的理论、方法与技能，只要对他们进行必要的科学发声教学理论与技能训练，他们就能很快上手，担任科学发声训练教师。

其次，在普通话水平测试员中培养。从1994年开始在全国开展普通话水平测试工作以来，国家普通话水平培训测试中心已经培养了数千名国家级普通话水平测试员，各省、市、自治区还培养了数量更庞大的省（直辖市、自治区）级测试员。这些普通话水平测试员，多数是普通话学习的爱好者，大部分是教师，他们喜欢朗诵、演讲、播音、主持，对科学发声有一定的研究或者浓厚兴趣，他们的学习能力强，理论水平比较高，有的人教学经验丰富，对他们进行发声教师所需要的发声技能和发声教学能力训练，见效会比较快。

再次，在社会上的朗诵、演讲、播音、主持爱好者中培养。随着人民生活的大幅度改善，人们对文化的需求越来越多，要求越来越高，因而文化氛围日益浓厚，喜欢朗诵、演讲、播音主持的人也越来越多了。以朗诵为例，因为有同样的爱好，人们不分男女，不问身世，通过网络，以微信群为载体，结成诵友，共同探讨朗诵问题，切磋朗诵技艺。全国已有多少个朗诵爱好者的微信群，恐怕难以计数？当前，经典诵读是国家文化发展战略的重要组成部分，许多单位会定期或不定期举办诵读大赛，一些行业协会或者团体、公司也举办了许多诵读大赛，比如教育部主办的中华经典诵读大赛，中央人民广播电台主办的"夏青杯"朗诵大赛，这些活动的参与者众多，社会影响广泛，发现和培养了一大批中国诵读好声音。此外，许多行业和单位还会定期或不定期举办演讲比赛、播音主持大赛。这些活动，发现和培养了一大批有声语言艺术人才。还有，婚庆和活动策划公司也有一批比较专业的主持人。这些爱好者和专业人士中，由于表达的需要，他们往往要去研习科学发声的理论与方法，他们中有的人文化修养高，有情怀，有担当，对其中有志于担任科学发声教师的人进行科学发声和科学发声教学的训练，也可以培养一大批发声教师。

最后，还可以在嗓音专科的医生、嗓音医学在读硕士、博士研究生中培养。这些嗓音医学专门人才，熟悉甚至精通嗓音医学，对发声器官有深厚的研究，医学素养好，对他们进行科学发声的理论、技能和教学能力训练，提高他们的科学发声指导能力，不仅可以大大促进科学发声规模化教学事业，更重要的是，他们将科学发声的理论和技能应用到对患者的治疗与康复训练中，必将大大促进我国嗓音医学的发展。目前，已有一些医疗机构聚集了一些这样的人才。培养像林俊卿大夫这样既懂嗓音医学也晓发声学的专家，已成为嗓音医学发展的一项重要任务。

当然，完成科学发声师资培养这项艰巨任务，若能得到相关行业主管部门或者学术团体、高等院校的支持，定能取得事半功倍的效果。

（二）技术发展已为科学发声规模化训练提供了支持

科学发声规模化训练，可以通过传统的课堂教学实现。不过，当今视频技术、网络技术和移动数字技术的发展，为远距离教学和在线教学提供了极大便利。一个教师的教学视频，通过网络平台的传播，理论上可以使无穷数量的观众受益。截至 2020 年 5 月 31 日，某网络平台售卖的发声训练课程播放量已经超过了 1 991 万次。根据中国互联网络信息中心发布的第 45 次《中国互联网络发展状况统计报告》，截至 2020 年 3 月，我国网民规模达 9.04 亿，互联网普及率达 64.5%，我国在线教育用户规模达 4.23 亿。目前，移动终端在都市职场人群中已经普及，已经达到人手一部的目标，这为科学发声的规模化培训提供了传输工具等多方面便利。人们可以连接网络，通过移动终端随时随地接受科学发声训练，可以及时跟教师互动，不仅能用文字、音频反馈训练的情况，甚至还可以用视频反馈信息。如果以网络直播节目的形式进行教学，就可以有针对性地进行教学训练与指导。2020 年 1 月，一场突如其来的新冠肺炎疫情，深刻影响了中国教育。全国各地的大中小学及各类培训机构的师生，都成为了网课的参与者，网络教育的理念深入人心，网络教育的技术与水平显著提升。因此，科学发声训练的规模化，在这个高技术发展的时代，已经具有很强的可行性。

第三节 科学发声规模化训练实践探索

为了把握科学发声规模化训练的基本规律，近些年来，我们进行了科学发声规模化训练方式的实践探索，内容包括对传统课堂和新媒体课堂教学的探索。

一、科学发声规模化训练在传统课堂教学中的实践

传统的课堂教学方式有其独特的优势：第一，师生面对面的直接教学，使教学更具直观性。教师的讲解、示范，学生可以看得清清楚楚，不懂的地方可以马上提问，学生可以获得教师耐心的解答，必要时学生还可以用手感受教师发声时的肌肉运动方式。第二，教学训练反馈及时，教师对学生的观察准确而全面，对学生在发声训练中存在的技术问题、心理问题和认识问题

可以了解得很清楚，可以当场纠正错误的发声方式。传统课堂教学具有很强的人性化特征，这有利于对学习者的指导。它的不足在于，一个教师的精力是有限的，不可能在一节课上指导数百人同时训练。

那么，一个教师能够当面指导多少学生进行发声训练？在传统的课堂上，应该训练哪些内容？如何进行训练？为了弄明白这些问题，我们专门举办了两期科学发声义务培训班，同时在50多个专题讲座中进行了探索。

第一期科学发声义务培训班于2013年8月4、5日在四川省自贡市成功举办。此次培训主要面向自贡市的中小学教师，参与培训的学员中，小学教师54人，中学、中专教师16人，教师进修学校教师4人，大学教师1人，学生1人，共计76人。此次培训时间两天，共16学时。我们事前对教学内容进行了精心设计，从发声器官的构成到发声训练的基本要求，再到肌肉与关节训练、呼吸训练、起声训练、共鸣训练、吐词训练乃至发声方法的应用、嗓音保健常识都进行了安排。

此次培训分为大课和小课进行。大课由笔者讲解发声的基本理论和训练要领，然后进行课堂的集中训练。小课分3个小组，笔者和两个已经掌握了科学发声基本技能、经过科学发声教学方法培训的播音与主持艺术方向研究生分别带一个组，每个组的学习者为20~30人。从训练过程和效果来看，30人以内是比较合理的，超过30人，有的教师就难以展开更为细致的指导。

经过两天的教学训练，学习者有了一定收获。培训结束时，我们对此次培训的满意度进行了调查。发出问卷76份，收回61份，其中有56人对此次培训满意或很满意，有3人比较满意，1人觉得一般，1人未表态。可见，学员对培训的满意度很高。培训学员中绝大部分人觉得，对嗓音工作者开展规模化培训很有必要，1人觉得实施起来有困难。学员对此次培训存在问题的普遍反映是，培训时间太短，希望能延长培训时间，增加培训指导教师数量，使每个学员都有更充分接受指导、训练的机会。大家还希望，老师在讲解和训练时再适当增加理论知识，使他们更懂得为什么要这样做。他们还需要专门的文字教材和视频教材，以便今后继续学习。在教学方法上，可以从学员中培养部分小先生，同时对学员的发声情况进行更多的点评和指导。看来，这种传统课堂的规模化训练还有不少挑战，其中最重要的可能还是培训学时和教师数量问题。

经过2年多的研究，我们基本清楚了针对嗓音职业病患者的培训内容和方法，于是，我们于2016年4月至10月分4次在四川师范大学狮子山校区举办了第二期科学发声义务培训班。此次培训减少了受训人员数量，只针对嗓音职业病患者，同时，延长了培训周期，给学员更多的消化吸收时间，总学时仍为16学时。我们通过微信朋友圈发布信息，利用微信公众号"杨小锋科学发声训练"发出通知，招募有嗓音职业病的患者30人，实际参与训练人数为 40 人。学员中大学、中学和小学教师有 26 人，电视台专业主持人 3 人，其余人员为公司营销人员、记者、律师、政府机关窗口部门工作人员、银行职员等。

此次培训的学员中，慢性咽炎患者有 18 人，声带小结 2 人，声带小结术后发声困难 1 人，其余患者主要存在声带肥厚、声带充血、发声无力、发声不能持久等问题。在嗓音表现上多为声音嘶哑、沉闷，缺少光泽，少数为声音尖锐。

由于此次受训学员为嗓音职业病患者，他们的发声方法多有问题，所以需要更精细的训练指导。考虑到这一点，我们安排了经过培训、具备指导科学发声能力的四川师范大学播音与主持艺术专业的 7 名研究生和优秀本科生协助指导，每个人指导 4 ~ 5 名学员。实践证明，这样的指导效果很好。

为了保证训练效果，我们在训练时间上做了这样的安排：第一次课和第二次课之间间隔一周，进行科学发声的基础性训练，内容包括简单的嗓音生理基础知识，肌肉关节的训练，呼吸的训练，气声匹配模式训练。第三次课与第二次课之间间隔两周，第四次课与第三次课之间间隔 4 个月。第三次课主要是复习第一、二次课的内容，增加了共鸣调节训练内容。第四次课在复习前三次课内容的基础上，增加了吐词的训练和声音变化能力训练，适当练习了弱控制技巧。从学员们的训练总结看，这样的安排是合理的，也是有效的。

为了方便联系和跟踪学习者的学习情况，我们组建了微信群，有专人管理，学员有问题可以通过微信群反馈。这比连续上两天，缺少后续跟进管理的第一期培训班的训练效果要好很多。当然，这种培训效果跟 1 个教师指导的学习者人数较少也有关系，还可能跟学习者解决嗓音疾病的强烈愿望即学习动机等因素有关。

此外，我们还通过讲座形式探索了传统课堂发声教学讲座培训中的一些问题。从 2012 年暑假期间我们在四川省高校教师岗前培训班开设"科学发声与嗓音保健"培训课起，到 2020 年 10 月 20 日止，我们已经为大学、中学、公司等单位举办了 50 余场科学发声训练的专题讲座。例如在四川省教育厅举办的四川省诵读骨干教师培训班，四川省高师师资培训中心举办的四川省高校教师岗前培训班，湖南省高师培训中心举办的湖南省高校教师教学艺术培训班，四川师范大学新进专任教师教学能力培训班，成都师范学院国培计划小学英语教师培训班，成都信息工程大学新进专任教师培训班，四川轻化工大学举办的四川省少数民族地区中小学、幼儿园教师普通话培训班，绵阳职业技术学院中职和高职院校旅游专业骨干教师工作坊，中国民航飞行学院新进教师培训班，中国工商银行"烛光计划"乡村教师培训班，成都市中职学校语文教师培训班，重庆龙门浩职业中学骨干教师培训班，兰州市小学语文骨干教师培训班，广东中山市实验中学骨干教师培训班，河北张家口第五中学骨干教师培训班，河南郑州市经开区中小学骨干教师、名师培训班，河南师范大学附属实验中学教师培训班，江苏扬州市中小学教研员培训班，安徽蚌埠市淮上区中小学骨干教师培训班，福建晋江市侨声中学教师培训班，全国海关系统兼职培训师培训班，川西监狱民警教师培训班，成都市市场监管局兼职教师培训班，通威集团公司主持人、营销人员培训班等开设发声讲座，总听课人数达到 8 000 余人，讲座时长一般为 90 到 180 分钟。

通过这些讲座的培训实践我们发现，学员急需的是如何科学发声，他们普遍对理论的兴趣不大，只想学会怎么科学发声，不太关注为什么要这么做。据此，我们认为，此类讲座式培训的教学应该是：发声训练中的核心层次内容，包括打牙关、凹舌头、狗喘气、气泡音、呼吸训练、哈气 a 音、虚声 a 音，实声 a、o、e、i、u、ü，弹发音节训练，朗读双音节、四音节词语、古典诗词等，技能涉及相关肌肉的放松与运动能力、颌关节的开合能力、呼吸控制、气声匹配、共鸣调节技能等。由于时间短，吐词技能、变化声音的技能，以及唇舌的力度与韧性无法练习。

讲座式培训，主要目标是让学习者建立科学发声的基本意识，初步体验科学发声的方法，尝试找到气息支撑发声、气声平衡、气息和声音贯通的感觉和方法。此外，科学发声讲座培训，学生数量最好控制在 100 人左右，若超过 150 人，教师就难以照顾到每一个学员，课堂控制的难度也会很大，难以保证教学效果。由于发声训练时学员积极性很高，他们一练习就停不下来，课堂上如果没有为教师配备话筒等扩音设备，讲座教师调控课堂的难度就会很大。讲座结束后，如果能为学员配备相应的发声教学视频，更有利于学员课后的训练与提高。

从 2002 年起，我们还在四川师范大学多个年级的学生中开设了教师发声艺术课程，探索在师范院校进行科学发声的职前培训方法。该课程为任意选修课程，主要为师范类专业有志于从事教学工作的学生开设，人数一般没有超过 100 人。周课时 2 节，开设一个学期，16 周，共 32 学时。由于是一门完整的课程，就要进行全面系统的理论和技能学习，教材选用笔者编著《教师发声训练教程》。通过一个学期的学习，绝大部分学生的发声状况有了明显改善，一些爱好发声学习的学生能坚持晨练，效果显著。

从上述几种类型的传统课堂教学情况看，教学效果最显著的是开设一个学期，持续 4 个月的总课时 32 节的大课堂教学，其次是延续数月，总学时 16 节的针对性训练课，再次是集中 2 天时间开设的训练课，最后是讲座式培训课。

二、科学发声规模化训练在新媒体课堂教学中的实践

这是一个传媒技术迅猛发展的时代。我们可以充分利用新兴媒体技术，

特别是移动互联网技术，开设不同网络平台课堂，比如利用微信公众平台，对广大职业嗓音工作者进行科学发声的规模化培训。

我们于 2016 年 3 月 15 日建立了"杨小锋科学发声训练"微信公众号，探索利用微信公众号在小范围内进行科学发声规模化训练的相关问题。我们先期推送了一些有关嗓音疾病与嗓音保健的知识，从 2016 年 5 月 30 日起，陆续推出了我们设计的 20 个科学发声训练微课，以图文＋音频示范的方式推送，截至 2020 年 10 月 20 日，累积阅读量已超过 12 000 次。同时，我们与读者之间建立互动，解答他们的疑惑。2017 年 1 月 23 日晚 8 点，笔者在某朗诵交流微信群主讲"科学发声与嗓音保健"，反响较好，现场听课和微信公众号中的阅读人数已超过 1 500 人次。

通过这些新媒体课堂发声教学实践，我们认识到进行这种教学，需要一个专业的团队，包括内容的策划与撰写、音视频的摄录与制作、图文与音视频的编辑上传等，需要一定的资金支持，可能商业性运作更合适。目前一些学习平台上已经有发声训练的相关付费课程，有的经济效益可观，只是其商业味太重，发声训练的实效有待检验。

微课是适应碎片化阅读需求的一种崭新的教学方式。由于人们的时间越来越被切割为长短不一的片段，因此，为方便读者学习，本书把系统的科学发声训练内容分为 37 个独立的微课进行讲解，配上短小音视频，满足学习者随时用移动终端阅读的需要。

借助新媒体技术进行科学发声在线课堂训练，理论上讲，可以真正实现科学发声的规模化培训目标。相对而言，图文＋视频的课程比图文＋音频的课程更加直观，学习者一边听教师的讲解，一边观察并模仿教师的示范，还可以同时对照文本教材进行训练，训练的效果会比看图文＋音频的更好。

三、科学发声规模化训练教学实践探索结论

在传统课堂上进行科学发声规模化训练的优势在于：教师面对面的讲解与训练指导，极具人性化色彩，学员出现的各种问题可以得到及时的现场指导。最大的局限在于，对师资的数量要求高。我们的试验表明：针对嗓音职业病患者的发声治疗、发声康复培训，最好师生比不超过 1∶10 人，因为这些学员的问题多，情况复杂，每个人都需要悉心照料。以预防嗓音职业病为主要目的的集中时间培训，师生比最好不超过 1∶30 人，此类目的的讲座式科学发声培训的师生比最好不超过 1∶150 人。以系统学习科学发声知识与技能为目的的大课堂教学的师生比最好不超过 1∶100。

在新媒体课堂中进行的规模化科学发声训练，其优势在于：一个教师可以惠及无数学员，理论上做到了真正意义上的规模化培训。但它也有不足：虽然新媒体课堂进行的规模化培训具有很强的仿真性，学员的不少问题可以

通过互动得到及时解决，但是，由于教师和学员不是面对面交流，对学员的指导效果会受到一定程度的影响。

因此，科学发声规模化训练的最佳模式应该是：新媒体课堂规模化科学发声训练＋传统课堂的面对面训练。比如，可以考虑在新媒体课堂训练期间，安排2～3次面对面的交流训练。如果坚持采用传统课堂进行科学发声规模化培训，比如讲座式培训，也应该在讲座后辅以新媒体课堂训练，或者提供视频资料，以强化训练的效果。

训练篇

第四章
嗓音职业病的发声预防微课训练一

第一课　打开牙关训练

打开牙关，是指打开下颌关节。职业嗓音工作者的工作用声常常对声音的力度、清晰度、响亮度、圆润度及发声的持久性等有一定要求，未经科学训练的许多人颌关节偏紧，口腔的开度不够，声音的通畅度和共鸣都可能受到影响。因此需要进行颌关节的专门训练，以增加口腔开度，特别是后口腔的开度。可以多做打开牙关的训练。

一、训练要领

打开牙关的动作有点像打哈欠，但比打哈欠的开口度更大。

面部肌肉努力上提，从上下槽牙处开始打开口腔，假想口盖往后上方抬起，下巴放松往后退，尽力打开口腔，露出上下门齿，保持打开牙关最后那一瞬间的动作 1 ~ 2 秒，然后轻轻关闭，如图 4-1 所示。

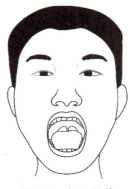

图 4-1　打开牙关

牙关如此一开一合，反复练习。建议每天做 100 次以上，分组完成，一组的牙关开合次数以自己能承受为度。嗓音职业病比较严重的患者，尤其是颌关节较紧的患者，应该每天多练习，但不能超过自己的承受能力，可以逐渐增加每天训练的次数。

此项训练需要照镜子练习，以便观察做得正确与否。

如果是早上训练，最好先做慢速模拟咀嚼。方法是：轻轻上提面部肌肉，从槽牙处开始打开口腔，此时上下槽牙之间已有一定距离，然后用槽牙慢慢模拟咀嚼东西，牙齿不接触。如此咀嚼一会儿后，训练者自觉已把颌关节活动开了，即可接着做打开牙关练习。

打开牙关的练习取站姿或坐姿皆可。以后各课未特别说明的均为站姿、坐姿均可。

习惯性颌关节脱臼患者不宜做这个练习及本课拓展训练中的动作。

二、易出现的问题及纠正方法

（一）假开牙关

训练者没有先从槽牙处开始打开口腔，而是从口腔前部开始打开，使口腔从前往后呈喇叭状，即口腔前面大开，而口腔后部没有打开。

纠正方法：口腔前后都要打开，口腔从前往后呈圆筒状，也有人说是马蹄形。打开口腔时先从槽牙处开始，而不是先张开口腔前部。

（二）下巴用力

有的初学者在打开牙关时下巴着力，打不开牙关。

纠正方法：在打开牙关时，下巴要放松、后退，不要往前伸。如果找不到放松的感觉，可以用以错带对法：先前伸下巴，再找放松、后退下巴的感觉。另外，打开牙关时，要想象是上颌往后上方抬起来，而不是下巴使劲往下压。

（三）猛然打开牙关

有的人喜欢快速猛然打开牙关。动作过猛，可能会导致颌关节和肌肉损伤。

纠正方法：先做模拟咀嚼，把颌关节活动开，再做缓缓地打开牙关的练习。打开牙关时，照着镜子提醒自己缓慢、柔和地打开牙关。

（四）不能露出上下门齿

露出上下门齿除了可以帮助把口腔打得更开以外，还能增强面部肌肉的运动能力，所以最好能露出上下门齿。但由于有的初学者面部肌肉并不灵动，可能出现打开牙关后露不出上门齿或者下门齿，甚至上下门齿都露不出来的情况。

纠正方法： 在打开牙关的同时，用干净的手帮助上下唇部的肌肉运动，使门齿能露出来，待掌握要领后再放下帮忙的手；此外，面部肌肉不能太紧张，要放松。

三、拓展练习

（一）闭口咀嚼

前面做的模拟咀嚼是开口咀嚼。还可以做闭口咀嚼。

训练要领： 关闭口腔，轻轻松开颌关节，适当增加上下槽牙的距离，模拟嚼东西。咀嚼时，双唇不能分开，槽牙不接触。动作次数以不难受为度。

（二）咀嚼说话

有的人开口咀嚼和闭口咀嚼都能做好，但是一说话就打不开口腔，颌关节仍较紧。这类人还要多练习一边咀嚼一边说话。

训练要领： 松开口腔，用槽牙轻轻咀嚼，同时说话。说话的内容自定，可以是绕口令，也可以是经典文学作品，还可以在咀嚼时想象跟别人对话。注意说话的声音不宜太大，一次不能练习太久，以嗓子不难受为度。

（三）错动下巴

为了增加颌关节的运动能力，进一步放松下巴，还可以做做错动下巴。

训练要领： 松开嘴巴，下巴放松，向左、向右错动下巴，向前向后伸缩下巴。动作次数以自己的颌关节和相关肌肉不难受为度。

（四）抬头张口

林俊卿博士介绍过一种打开口腔，增加颌关节运动能力的方法，被许多声乐学习者广泛使用，它就是抬头张口法。

训练要领： 头部稍微前倾，一只手的肘关节固定于桌面，用这只手的拳头或手掌轻托下巴，下巴放松，眼睛平视前方，然后抬头看天花板，用头后部肌肉的力量把头抬起，促使嘴巴自然往上张大，下巴和手始终处于放松接触状态。每天不少于 50 次，分组训练。条件允许时，也可以把下巴放到与下巴齐高的固定平整物体上练习，如图 4-2[①] 所示。

---

① 林俊卿. 咽音练声的八个步骤 [M]. 上海：上海音乐出版社，1985：9.

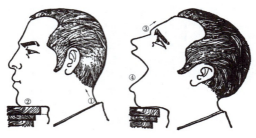

图 4-2　抬头张口

第二课　凹舌头训练

舌头是口腔内最灵活的器官，与发声和发音关系非常密切。舌头中后部适当下凹，有利于发声通道的畅通，使声音通畅，同时可以增大口腔内共鸣的空间，美化声音。凹舌头训练不仅可以帮助舌头下凹，还可以增加小舌头和软腭的上提能力，长期的训练可能对舌腭弓、咽腭弓的运动能力也有帮助，这样容易使口腔后部充分打开。

一、训练要领

按照第一课的训练要领打开牙关，舌尖轻轻接触下齿后背或下齿龈，舌头平放在口腔内，放松，微微吸气，舌头从前往后形成一条纵沟，小舌头上提，能见到咽后壁。凹舌头的关键是舌头的放松和舌根的下凹。照镜练习。

未凹舌头时的口腔状态是这样的：

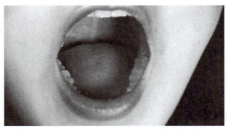

图 4-3　未凹下舌头时的口腔[①]（1）

[①] 图 4-3、图 4-4 这两张照片均由四川师范大学影视与传媒学院播音与主持艺术专业 2014 级 2 班贺雅洁提供。

凹舌头时的口腔状态是这样的：

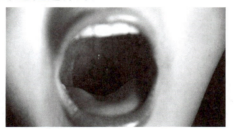

图 4-4　舌头下凹后的口腔[①]（2）

习惯性颌关节脱臼者不建议练习这个动作。

二、易出现的问题及纠正方法

（一）舌头后缩

有人做凹舌头时舌头后缩堵住后口腔，既做不出沟状舌，也不能见到小舌头。

纠正方法：照镜，从镜子中观察口腔状况，然后打开牙关后，下巴要放松，舌尖必须轻轻接触下齿后背或下齿龈，不能离开所接触的位置后缩，舌体放松，微微吸气后，舌头下凹。

（二）舌根不能下凹

有人做凹舌头练习时舌体没有后缩，但是舌根凹不下去。

纠正方法：这多半与用力下压舌根，下巴和舌体不够放松有关。因此要照镜练习，放松下巴和舌头，再微微吸气，舌头下凹。做凹舌头，最要紧的是舌头的放松。

久练仍不能下凹舌头的人，可以试试以下方法：照镜练习，嘴巴略微打开，舌头微微伸出口腔，两边向上卷起，舌头先在口腔外面形成一条纵沟，然后再打开后口腔，慢慢把卷起的舌头收回到口腔内，舌尖置于下门齿后背或下齿龈处，舌头在口腔内保持沟状舌形状不变，舌根下凹，能见到咽后壁。因遗传因素影响不能卷起舌头的人不宜这样练习。

个别人可能需要坚持练习较长时间才能做好这个动作。

（三）要呕吐

少数人在初学时因舌根下凹太多，出现要呕吐的感觉。

---

① 图 4-3、图 4-4 这两张照片均由四川师范大学影视与传媒学院播音与主持艺术专业 2014 级 2 班贺雅洁提供。

纠正方法：照镜练习，微微吸气，不要使劲下凹舌根，适当下凹舌根即可。个别人的呕吐感可能与不习惯凹舌头有关。

三、拓展练习

咬住门齿朗读。

凹舌头的目的是充分打开后口腔，以便声音获得更充分的共鸣，也能使声音更加通畅，从而使声音更加响亮、清晰。生活和工作中，常见一些人说话不清晰、明亮，可以通过"咬住门齿朗读"①来纠正。

训练要领：朗读时，上下门齿齿尖对齐并接触，增加上下槽牙之间的距离，使后口腔充分打开，喉部放松，想象每个字音在口腔内竖立着，唇舌在发音时要适当用力咬字，声音往前送。发音时上下门齿要一直保持对齐咬住的状态，字音清晰、响亮、自然，听起来不别扭，如图4-5所示。

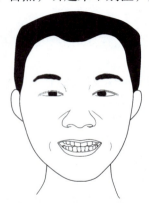

图 4-5　咬住门齿朗读

一开始练习时可能声音不够清楚、响亮，甚至听起来还不够自然，主要原因是上下门齿咬住时没有对齐，唇舌用力不够，上下槽牙之间的距离太近，后口腔开度不够，没有使字音竖起来等。所以要严格按照要领做，同时语速不宜太快。

练习的材料一开始可以选择古典诗词，也可用绕口令练习。例如：

念奴娇·赤壁怀古

（宋）苏轼

大江东去，浪淘尽、千古风流人物。故垒西边，人道是、三国周郎赤壁。乱石穿空，惊涛拍岸，卷起千堆雪。江山如画，一时多少豪杰。

---

① 此法借鉴自徐洁的"贴齿绕口令"。（见徐洁．好听——如何练就好声音 [M]．北京：中信出版集团股份有限公司，2019：119-120．）

遥想公瑾当年，小乔初嫁了，雄姿英发。羽扇纶巾，谈笑间、樯橹灰飞烟灭。故国神游，多情应笑我，早生华发。人生如梦，一樽还酹江月。

杨家养了一只羊

杨家养了一只羊，蒋家修了一垛墙，杨家的羊撞倒了蒋家的墙，蒋家的墙压死了杨家的羊。杨家要蒋家赔杨家的羊，蒋家要杨家赔蒋家的墙。

待咬住门齿朗读的字音清晰、响亮后，再打开嘴巴练习同样的内容，要尽量使后口腔保持竖立状态。

咬住门齿朗读的要领掌握后，可以尝试咬住门齿说话，内容自定，语速不宜过快。

第三课　狗喘气训练

呼吸器官运动能力的训练对发声有着重要意义。膈肌，俗称横膈膜，它的下降能力越大，吸入肺部的气息就越多。狗喘气是一种传统的呼吸训练方法，就是模仿狗在散热时的呼吸方式，以此来训练呼吸肌肉特别是膈肌的运动能力。

一、训练要领

身体放松，手放在上腹部，口松开，嘴巴呼吸，上腹部突然后缩吸气，像受惊吓时吸气一样，吸到五六成，然后快速放松上腹部，同时呼气。上腹部前后运动，呼和吸力量均衡，呼吸有节奏感，有声音，流畅自如。如此连续呼吸。

学会狗喘气后要改用鼻子呼吸，这样更卫生。熟练以后，再加快速度，到每秒钟稳劲灵活地呼吸两次（一呼一吸为一次），连续做到不乱为止。

二、易出现的问题及纠正方法

（一）节奏混乱

初学狗喘气时有人会出现呼吸力量不均衡，一声重，一声轻，呼吸控制不好，造成呼吸节奏混乱、不能持久的现象。

纠正方法：放慢呼吸的速度，减少吸入气息的数量，用手感受上腹部由呼吸带来的自如起伏运动。

（二）吸气耸肩

有人做狗喘气训练时吸气耸肩，呼气沉肩，呈现上下运动的呼吸方式。有些人耸肩不太明显，但仍是吸气上提的方式。这样的吸气方式气息较浅，吸入的气息数量不多，且难以控制，不利于发出扎实响亮的声音。

纠正方法：身体放松，尤其是肩部、胸部和整个腹部都要放松，手放在上腹部，嘴巴松开，想象是受惊吓似的上腹部回缩吸气，呼吸呈现前后运动方式。呼吸时腹部不使劲，它随着呼吸自如起伏。

（三）头晕胸闷

有人会出现练一会儿就头晕、胸闷的现象。

纠正方法：出现这种问题的原因比较复杂。如果是因为吸气太重、太多造成的，应该减少吸气的量；如果是胸部紧张，胸部主动用力地吸气，则应该放松胸部呼吸，胸部不僵不塌，下巴、喉部和腹部也要放松。

（四）腹部运动方向相反

有人做狗喘气训练时出现上腹部吸气往前微凸，呼气往后微瘪的现象。

纠正方法：这主要是因为不习惯造成的。生活中人们的呼吸多数时候是吸气时腰腹部向外膨胀，呼气时往回弹，要一下子改变这种已经习惯的呼吸方式，会有些困难。因此，需要从意识上去提醒自己改正，根据要领训练。

在我们多年的教学实践中，发现有极少数人无论如何都不能做到吸气时上腹部向后微瘪，呼气时上腹部放松。经过长期努力仍然做不到的人，也可以按自己习惯的方法进行训练。

三、拓展练习

膈肌是参与发声活动的重要肌肉，此外，胸肌和腰腹部等部位的肌肉对发声活动也很重要，需要通过适当的训练，增强这些肌肉的运动能力。

锻炼膈肌等呼吸肌肉群的方法很多，可以多做以下运动，以提高它们的运动能力，扩大肺活量，提高呼吸肌肉群的发声能力：

（一）游泳、慢跑或快走、羽毛球、乒乓球、健美操等运动

这些运动可以锻炼膈肌，提升肺活量，利于增加发声气息的吸入量。

游泳是一种非常有益于身体的运动，如果能配合呼吸则会更好。最好有

专业的游泳教练指导。游泳会受到场馆的限制，尤其是冬天，非冬泳爱好者一般需要恒温游泳池。

相比较而言，慢跑或快走是最便利的运动，只要是空气好、地面平整的地方均可，有运动场更佳，在正规厂家生产的室内跑步机上也可以进行。慢跑和快走也要配合呼吸进行。

举重等需要爆发力的运动，一般认为不适宜于职业嗓音工作者。

（二）俯卧撑

俯卧撑有利于增强胸肌和腹部肌肉的力量。上肢和胸部肌肉力量不足的人，开始做俯卧撑时，可以用双手抓住高于腰部的固定物体训练，待力量增强后逐渐降低支撑物体的高度，然后在地面或垫子上进行俯卧撑训练。

训练要领：面向地面，双手直立撑地，双手之间的距离大约是肩宽的1.5倍，两腿并拢，双脚脚趾及前脚掌蹬地，身体平直，然后向下曲臂，再用力撑直。做动作时，应挺胸收腹，头正，眼平。向下曲臂时吸气，撑起时呼气。可以分组训练，中间间隔较短时间，也可以一次做多个，力尽而止。力量小的人要注意逐渐增加运动强度，不可过分勉强。这是宽距俯卧撑。还有两手间距离略大于肩宽和小于肩宽的。

熟练后可以适当增加难度：肩稍前倾，肩垂线与全臂成15°夹角，如图4-6所示。

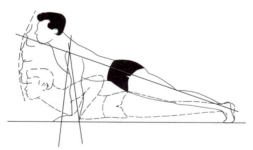

图4-6　有难度的俯卧撑

（三）仰卧屈膝起坐

仰卧起坐分为直腿仰卧起坐和仰卧屈膝起坐，它们都是锻炼上腹肌肉的训练方法。近年来，人们认为仰卧起坐，尤其是两手交叉抱于脑后的仰卧起坐可能对身体的其他器官，比如颈椎等造成一定的伤害，所以，我们可以主要练习仰卧屈膝起坐。

训练要领：仰卧在垫子上，两腿屈膝支撑，双脚固定，双手置于体侧（或交叉抱于胸前），用上腹的力量使躯干向上弯曲，稍低头，至上腹收紧，躯干与大腿呈 V 字形，然后缓慢下落，如图4-7所示。

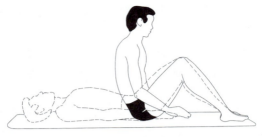

图 4-7　仰卧屈膝起坐

（四）仰卧举腿

仰卧举腿有利于训练下腹部肌肉，可以分为仰卧屈膝上举和仰卧直腿上举。

1. 仰卧屈膝上举

训练要领：仰卧于垫子上，双手置于体侧（或脑后抓住固定物体），双腿伸直，然后双腿屈膝，腹部用力，抬起臀部，使大腿向胸部靠拢，然后复原，如图 4-8 所示。

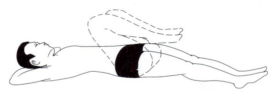

图 4-8　仰卧屈膝上举

2. 仰卧直腿上举

训练要领：仰卧于垫子上，双手置于体侧（或脑后抓住固定物体），双腿伸直，然后下腹部发力，双腿并拢，举到与地面垂直，保持几秒钟，如图 4-9 所示。

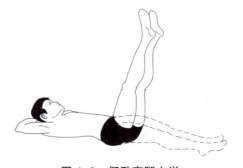

图 4-9　仰卧直腿上举

臂力好的人还可以做单杠屈膝提腿。正手还是反手握杠，看各自的习惯，如图 4-10 所示。

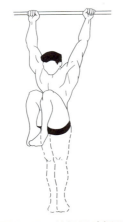

图 4-10 单杠屈膝提腿

(五) 平板支撑

平板支撑是一项非常有利于增强核心肌肉群的运动。

训练要领： 曲肘支撑在垫子上，双脚并拢，脚趾蹬住垫子，身体悬空，靠肘关节和脚前掌（或脚趾）支撑身体，双手十指相扣（也可双手握拳），与小臂同时置于垫子上，头正、劲直，双腿、腰背及臀部在同一平面上，腹肌收紧，呼吸均匀。注意不能塌腰翘臀。可分组练习，组间适当休息。也可连续做数分钟，如图 4-11 所示。

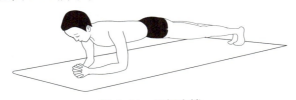

图 4-11 平板支撑

做平板支撑时，平板不能过软或过硬。如果开始力量不够，可以先用两手掌和脚趾着地进行练习。平板支撑更适合身体强健者和年轻人。

第四课 气泡音训练

气泡音就是运用气息吹动声带，使喉室内出现打"嘟噜"、出"泡泡"效果的声音。也有人称为"水泡音"。它的声音比较微弱，气流小而均匀。气泡音的好处很多，它是获得良好声门闭合状态的帮手，有助于发出圆润动听的声音；对声带有很好的按摩放松作用，在嗓子疲劳时具有消除疲劳的效果；还可以在不便大声开嗓子的情况下用于开嗓。

一、训练要领

身体坐直或站直，头端正，眼睛平视前方。身体放松，口微张，上唇和上颚上抬且放松，口鼻同时吸气，舌部上举，口腔及喉部肌肉、下颌都要放松，以微弱而有支持力、有密度的气息"吹动"声带（即呼气）使之振动，发出气泡式的 α 音。声音往前送，使喉部振动产生的气泡音送出口外，这些气泡重复循环，连接起来就形成了非常清晰的气泡音。发气泡音时，气息要均匀，流量较小，喉部放松，不憋气。

有些人很快可以找到气泡音，但有的人需要练习一段时间后才能发出。一般说来，在开始练习时，自然嗓音偏低、偏松的人容易发出气泡音。

气泡音训练是语言发声最重要的基础练习之一，也是康复嗓音的重要治疗手段。

二、易出现的问题及纠正方法

（一）发不出气泡音

有的初学者无论怎么做都发不出气泡音。

纠正方法：发不出气泡音的人大多是因为舌骨与甲状软骨卡紧了造成的，可以反复练习往口腔外面伸舌头，然后再发气泡音。也可以采用从中音的实声 α 开始发声，逐渐下降到最低音——气泡音的方法练习，还可以用轻轻弹发最低音的 à，来找气泡音的感觉。做这两个练习时，α 音要始终送达鼻下唇上的人中穴，不能在发低音时把 α 音收到喉咙里。

最好在早晨醒来时躺在床上发，待到气泡音的感觉找到后，再用站姿或坐姿练习。平时可以去找身体处于懒散状态或困倦状态下发气泡音的感觉，注意要先吸气。

（二）挤喉

有的人发出的气泡音不够放松，听起来是从喉咙挤出来的，声音不柔和，有时发声者自觉喉部不舒服。

纠正方法：先放松下巴和颌关节，从槽牙处开始打开喉腔，增加口腔后部的开度，然后放松吸气，找到喉部放松的感觉，再想象从肚子里起声发气泡音，把声音送到人中处。

（三）声音不成颗粒

有的人能发出一些不连贯的气泡音，或者是发出的气泡音不成颗粒。

纠正方法： 这种情况多半也是喉部放松不够造成的。所以，应该参考上述纠正挤喉问题的方法去练习。

（四）声音落到喉底

有的人能发出气泡音，但声音没有送出来，听感上是落到喉咙里面了。

纠正方法： 发气泡音时，意识上要把气流和气泡音送到人中，必要时可以把手指头放在人中处，给声音一个暗示。

需要说明的是，正常情况下，发气泡音时不会觉得嗓子难受。如果在训练中出现因发气泡音而嗓子难受的现象，多半是方法有误造成的，应该立即停止训练，并向有经验的人或发声教师咨询。

三、拓展练习

能熟练发 a 口形的气泡音以后，还可以变化口形逐个发 o、e、i、u、ü 等韵母口形的气泡音，也可以一口气连续不断地发这六个元音口形的气泡音。

张口发气泡音的技巧掌握后，再闭口用鼻腔哼气泡音。具体做法是，张口发着气泡音，然后闭口继续发气泡音，声音从鼻腔哼出。

气泡音发得颗粒性很强的人，可以试试发 b、p、m、f、d、t、n、l、g、k、h、j、q、x、z、c、s、zh、ch、sh、r 这 21 个辅音声母的气泡音。

发气泡音的技巧圆熟后，可以弹动发 hê[1]、hà 的气泡音。

最后，可以尝试用发气泡音的方法慢速朗读古诗词或者绕口令。例如：

登鹳雀楼

（唐）王之涣

白日依山尽，黄河入海流。
欲穷千里目，更上一层楼。

回乡偶书

（唐）贺知章

少小离家老大回，乡音无改鬓毛衰。
儿童相见不相识，笑问客从何处来。

---

[1] ê，是舌面、前、半低、不圆唇元音，国际音标注为 [ɛ] 或 [E]。它不同于单韵母 e[ɤ]，e 是舌面、后、半高、不圆唇元音。

第五课　弓背叉腰吸气

　　气息是发声的动力，呼吸问题是发声最重要的问题。科学发声的声音要响亮、扎实、持久、有变化，就需要使用胸腹联合式呼吸。胸腹联合式呼吸的特点是：吸气时，肩胸松，气下沉，后腰撑，小腹收；呼气时，保持小腹收、后腰挺立的感觉。生活中使用这种呼吸方式的人不多，所以需要专门训练。

　　胸腹联合式呼吸有"气运腰腹"的感觉，它的控制机关在丹田，即人体肚脐下三指到一掌宽的位置。初学科学发声的人要掌握丹田控制的技巧往往有难度，可以采用找后腰扩张的方法来替代，待建立了后腰支撑气息的感觉后再调整为丹田控制。

　　本课用"弓背叉腰吸气"的方式，来感受胸腹联合式呼吸的吸气位置。

一、训练要领

　　站在桌子前面，身体与桌子保持一定距离，一只手轻轻搭在桌面上，另一只手叉着身体同侧的腰部，弓腰90°左右，两脚站稳。嘴巴松开，身体放松，假想嘴巴下移至后腰身体里面，吸气，气息从后腰正中部位向身体两侧横向撑开腰部，后腰有膨胀充盈感，叉腰的手能感觉到气息由内向外撑开腰部，如图4-12所示。

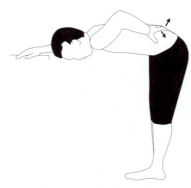

图4-12　弓背叉腰吸气

二、易出现的问题及纠正方法

(一) 吸气时腰部没有扩张的感觉

做弓背叉腰吸气训练时有的人腰部没有扩张感。这是吸气位置太浅或者倒吸气造成的。

纠正方法：首先，要强化嘴巴下移至后腰的想象，假想后腰处的身体是一个处于瘪气状态的气球，吸气时把这个气球充满气息。其次，要强化从后腰正中处吸气并向身体左右两侧横向推动气息，使叉腰的手感受到气息横向推动腰部的感觉。再次，双手轻搭桌面，双脚站稳，弓腰 90° 左右，同伴从训练者后面用双手抱紧训练者的腰部，训练者身体放松，假想嘴巴下移至后腰中部，吸气，气息从内向外推动同伴的手，直到吸满气息为止。在训练者后腰推动不明显时，同伴手上多给点力量，暗示训练者吸气的位置在后腰处。最后，要注意检查弓背叉腰吸气时肩、胸部是不是很紧张。训练必须在放松肩、胸部的前提下进行。

(二) 吸气时腰部扩张很微弱

有的人吸气时腰部有外推之感，但是推动的力量很弱。

纠正方法：这种问题主要是吸气位置没有完全下移到腰部造成的，极少数人是因肺活量太小所致。对于前者，纠正方法可以参考本课"吸气时腰部没有扩张的感觉"的纠正方法。至于后者，要加强运动，扩大肺活量。

(三) 向上提气 (倒吸气)

在练习中，许多人会出现一开始吸气时腰部能膨胀，但气息快吸满时向上提气（倒吸气）的问题。

纠正方法：第一，牢记并运用后腰横向吸气撑开腰部的要领。第二，当吸满气息时不要再吸气。发声用的气息并非越多越好，够用就行。

三、拓展练习

托腮叉腰吸气。

胸腹联合式呼吸的吸气位置比生活中常用的吸气位置要深一些，或者说要低一些。要改变呼吸习惯，对有的人来说确实不易。如果用"弓背叉腰呼吸"方法不太容易找到低位置的吸气感觉，还可以采用"托腮叉腰吸气"的方法。

训练要领：轻松地坐在硬凳子上，一只手托住同侧的下巴和脸颊，弓背，这只手的肘关节放在身体同侧靠近膝关节的大腿上，身体重心移到这只腿上，身体放松。另一只手拇指向前，其余四指向后，叉住同侧后腰。嘴巴松开，假想吸气的嘴巴下移至后腰处，吸气，气息从后腰中部往两侧推送，让后腰处充满气息，叉腰的手能感受到这种由内向外的气息推动力量。

第六课　双手抱后腰吸气

通过弓背叉腰吸气或者托腮叉腰吸气训练，找到了吸气位置下移至后腰的感觉后，可以用双手抱后腰吸气的方法进一步强化吸气时腰部撑开的感觉。

一、训练要领

坐在硬凳子上，略微弓背，身体躯干略前倾，双手拇指向前，其余四指向后，两手中指尖接触，抱住后腰。嘴巴松开，假想吸气的嘴巴下移至双手抱住的后腰处，吸气，气息从后腰中部往两侧推送，吸满的气息把腰部撑开，双手能感受到由内向外、由中间向两侧的气息推动力量。

也可以让同伴从训练者身体后面抱住其后腰练习。训练者按上述要领吸气，撑开同伴的双手。如果训练者的吸气外推力不足，同伴可以用双手适当加力的方法，提示训练者吸气撑开腰部的位置，增加吸气推动同伴双手的力量。为了引导训练者把气息吸满后腰，抱其后腰的同伴的双手拇指尖应接触。

二、易出现的问题及纠正方法

（一）吸气时腰部扩张很微弱

有的人吸气时腰部有外推感觉，但是推动的力量很弱。

纠正方法：首先，参考第五课"易出现的问题及纠正方法"之"（二）腰部扩张很微弱"的纠正方法。其次，检查肩部、胸部和腹部是否放松了。肩部、胸部和腹部紧张，往往不能使吸气位置下移，要避免吸气前的抬肩、拎腹或收腹动作。略微弓背地坐着，有利于肩部、腹部的放松，因此初学者做呼吸训练时最好不要坐直，可以略微弓背地训练。最后，腰带不能扎得太紧。有些人为了塑造良好身材，平时喜欢把腰带扎得很紧。在呼吸训练时腰带扎得过紧，不利于气息的下沉。

（二）气息快吸满时上提

在练习中，许多人会出现气息快吸满时上提的问题。

纠正方法：在肩部、胸部和腹部都放松的前提下，按照训练要领吸气，同时想象体内后腰部的气息随着吸入气息数量的增加，不断向腰部身体左右两侧的斜下方推送。

（三）吸气时腹部外推明显，后腰撑开不明显

有些人吸气时注意力在腹部，腹部外推明显，后腰撑开不明显。

纠正方法：吸气时，应把注意力放在后腰处，嘴巴松开，口鼻同时吸气，想象将不断吸到双手抱住的后腰中部的气息向两侧推送。

（四）吸气时只能把气息推送到身体一侧

有的人因为重心偏向一边，或者是其他原因导致吸气时只能把气息推送到身体一侧的问题。

纠正方法：吸气时，身体坐正，重心居中，双手抱住后腰，口鼻同时吸气，想象将不断吸到后腰中部的气息向两侧推送，同时抱住后腰的两只手给腰部的按压力一致，不能一边重一边轻。

三、拓展练习

吸气到后腰下一掌宽处。

气息吸到后腰，吸气的位置还不够深，还应该在能做好双手抱后腰吸气的基础上，把吸气位置再下移一掌宽的位置。这个位置的低处对应到腹部大致就是丹田。

训练要领：坐在硬凳子上，略微弓背，身体躯干略前倾，双手拇指向前，其余四指向后，抱住后腰下一掌宽处。嘴巴松开，假想吸气的嘴巴下移至双手抱住之处，吸气，气息从后腰下一掌宽处的中部往两侧推送，吸满气息，双手能感受到由内向外、由中间向两侧的气息推动。

也可以让同伴从训练者身体后面抱住其后腰下一掌宽处练习。

由于后腰下一掌宽处有髂骨，不像后腰处多为肌肉，故做此练习时，双手感觉到的吸气膨胀感不及向后腰吸气那么强。此外，做此练习时，后腰部的膨胀感也是很明显的。

第七课　吸气保持

如果气息吸得深，气息量充沛，就会为发声奠定良好的基础。吸好的气息如何使用，这是属于气息控制的问题。生活中常有很多人气息吸得很多，但在发声时仍然感到不够用，这是气息控制能力不强的一种表现。气息控制是发声活动中非常重要的能力。为了提升这种能力，我们可以先练习吸气保持。

一、训练要领

坐在硬凳子上，略微弓背，双手拇指向前，其余四指向后，抱住后腰下一掌宽处。嘴巴松开，假想吸气的嘴巴下移至双手抱住的后腰下一掌宽处，吸气，气息从后腰下一掌宽处的中部往两侧推送，吸满的气息把后腰及后腰下一掌宽处撑开，双手能感受到由内向外、由中间向两侧的气息推动力量。吸满气息后，继续松开嘴巴，如吸气时那样松开喉咙，保持腰部扩张的感觉，不进气、不出气、不憋气。不能继续保持时就换一口气。可以心中默数秒，也可以用秒表计时，还可以由他人数秒计时。训练到吸气后能保持 30 秒左右为止，肺活量小一些的人可能吸气保持的时间会更短一些，肺活量大的人吸气保持的时间则会更长一些。

二、易出现的问题及纠正方法

(一) 憋气

有的人做吸气保持训练时，为了尽量保持吸入的气息，采用憋气的方式。

纠正方法： 吸气保持训练的目的是训练腰腹及其他肌肉对气息的控制力，憋气对这种控制力训练没有帮助，憋气时间过长，训练者会觉得难受。憋气者要去找吸气最后一瞬间身体的感觉，这时气息吸满了，喉部又是放松的，气息的控制不是由声带及喉部的肌肉完成的，而是由腰腹部肌肉的对抗完成的。

(二) 吸气保持的时间太短

初学者做此练习时保持的时间很短。

纠正方法： 这多半是动作不熟练所致，因此需要勤加练习。同时要注意循序渐进，比如由开始的 5 秒，增加到 10 秒、15 秒、20 秒、25 秒，甚至 30 秒，以自觉不难受为度，不必强迫自己一定要保持多长时间。做此训练，要有长期练习的思想准备。极少数人因肺活量较小而使吸气保持的时间较短，对于这类人群，建议适当运动，扩大肺活量。

三、拓展练习

（一）模拟闻花香

模拟闻花香是一种传统的呼吸训练方法。

训练要领： 假想你来到某处，你最喜欢的花香传来，你先轻轻闻了一下，好像是有这种花香。然后你再多吸了一点气息，确定真有这种花香。紧接着，你特别高兴，尽情地深深吸了一口气，美美地享受着这种花的香味，于是你把气息吸入肺底，吸满了气息。

（二）模拟搬重物

人们在搬重物之前，往往要深吸一口气，才能使上劲儿。

训练要领： 假想你面前有一个沉重的物体，比如很重的箱子、石头等。你打算搬走它，于是你一边往下蹲，一边深吸一口气，然后腰腹肌肉用力，搬起重物。

科学发声的呼吸具有气运腰腹的特点，跟搬重物的呼吸近似。

（三）呼吸速度变化训练

在没有熟练掌握呼吸要领前，可以先做慢吸慢呼的练习，注意吸气到后腰下一掌宽处，呼气时慢慢放松后腰，反复练习。

慢吸快呼练习。慢慢吸气到后腰下一掌宽处，再快速呼气，快速放松后腰。然后可以做快吸慢呼和快吸快呼练习。

第八课 发"呲"音

汉语是呼气发声型语言，发声过程就是呼气过程。因此，呼气的控制就是气息控制的关键。在练好吸气保持的基础上，可以用发"呲"音来体会呼气时的腰腹控制技巧。

一、训练要领

坐在硬凳子上，略微弓背，双手拇指向前，其余四指向后，抱住后腰下一横掌处。嘴巴松开，假想吸气的嘴巴下移至双手抱住的地方，吸气，气息从后腰下一横掌处中部往两侧推送，吸满的气息把后腰及其下一横掌处撑开，双手能感受到由内向外、由中间向两侧的气息推动力量。吸满气息后，想象后腰下一横掌处由中间向身体两侧再推动一次，同时发一个细弱绵长的没有声带振动的纯气声"呿"，腰部在发音过程中尽量保持往身体两侧推动撑开的感觉，气尽声停，腰腹放松。

二、易出现的问题及纠正方法

(一)"呿"音太短

有的人吸气时腰部有外推的感觉，但发"呿"音的时间太短。

纠正方法：有此问题的人多数可能是"呿"音刚发出时送气太多，所以要学会均匀地分配气息，同时注意"呿"音不能太响，要发细、弱、绵、长的"呿"音。还有些人可能是腰腹肌肉的力量不够，这就需要适当练习腰腹肌肉的力量，比如前述的仰卧举腿、平板支撑等。

(二)"呿"音不连贯

有的人发的"呿"音有间断，不连贯。

纠正方法：这可能是因为意识上担心"呿"音发得太短，气息出得太多，于是断断续续地放气造成的。还有一些人是因为腰腹肌肉控制不住。对于前者，要纠正不正确的认识，不要怕气息送出去，而是要一直不停地、均匀地发出细、弱、绵、长的"呿"音。对于后者，则要加强腰腹肌肉练习，提升腰腹肌肉的控制能力。

三、拓展练习

(一)模拟吹灰

除了把发"呿"音改为想象把面前桌上的灰尘吹走之外，其余要领同发"呿"音。

(二)吹瓶口

手持一个干净的小瓶子，瓶口向上，凑近嘴边，按照吸气到后腰下一横掌宽处的要领吸气，瓶口略低于下唇，嘴与瓶口大约呈 45°，后腰下一横掌宽处的体内中部的气息向身体两侧推动，呼出的气流集中吹向瓶口，吹出声音，气息和声音均匀，气尽后再放松后腰。

（三）吹蜡烛

准备一支燃烧的蜡烛，手持或者摆放在齐嘴高的位置，离嘴大约30厘米，吸气到后腰下一横掌宽处，此处体内中部的气息向后腰两侧推动，同时均匀地吹出气流，使蜡烛的火苗一直向正前方倾斜，不要把蜡烛吹灭，气尽后再放松后腰。注意气息集中、均匀，火苗尽量向正前方倾斜，而不是向多个方向倾斜。

（四）数数

吸气到后腰下一横掌宽处，此处体内中部的气息向后腰两侧推动，同时张口出声数数，大约一秒钟数一个数，气用完后放松后腰。待后腰控制熟练后再加快数数的速度，也可以不断变换数数的节奏。

第九课　发哈气 ā 音

发声活动中，起声是一个非常重要的环节。起声方式不正确，对后续的发声活动会产生很大的负面影响。起声就是声音的激起，它是一个由吸气状态转入发声状态的短暂过程。为了找到起声时喉部放松、通畅的感觉，可以先练习发哈气的 ā 音。

一、训练要领

松开嘴巴，口鼻同时吸气，喉咙松开，吸气到后腰下一横掌宽处。打开口腔，上下槽牙之间大致一个尾指头那么大的开度①，保持吸气时喉部松开的感觉，想象从后腰下一横掌宽处启动（不是从喉咙启动）发一个没有声带振动的纯气流声的 ā 音，这个 ā 音很通畅地送达硬腭前部（可以想象气流是送到人中的），喉部没有任何捏挤或不舒服的感觉。发出的这个 ā 音要有一

---

① 本书有关 a、o、e、i、u、ü 发音时上下槽牙之间距离的描述，参考了胡黎娜. 播音主持艺术发声 [M]. 2 版. 北京：中国传媒大学出版社，2019。在训练时，可以把上下槽牙之间的距离想象得比实际发音距离大一些。

定长度，比如持续几秒或者更长时间。

二、易出现的问题及纠正方法

（一）挤喉起声

许多人在做这个练习时不太容易找到后腰下一横掌宽处启动发声的感觉，而是采用先关闭喉咙再突然从喉咙起声的方式，因而总是觉得声音是从喉咙里挤出来的。

纠正方法：首先，松开嘴巴，用嘴巴吸气，体会喉咙松开的感觉，然后再按照发哈气 ā 音的要领去做。注意体会用吸气最后一瞬间喉部松开的感觉去发哈气 ā 音。其次，可以尝试用以错带对法帮助寻找正确的感觉，做法是：吸气，松开喉咙，然后迅速关闭喉咙，挤喉，从喉咙起声发哈气的 ā 音，体会喉部紧张、声音从喉咙挤出的错误感觉。然后再把嘴巴松开，口鼻同时吸气，松开喉咙，吸气到后腰下一横掌宽处，从此处启动发哈气的 ā 音，气息通畅地送达硬腭前部。

挤喉发哈气 ā 音者，发 ā 音时往往能感觉到嗓子的存在。而用正确的方法发哈气 ā 音时，一般是感觉不到嗓子的存在的，只会感觉到气流和声束源源不断地送达硬腭前部。

（二）持续时间太短

有的人发哈气 ā 音时的持续时间太短，一哈气，气息就送完了。

纠正方法：这主要是因为一开始发哈气 ā 音时腰腹肌肉没有把气息"拉住"，送出去的气息太多太快所致。要学会用后腰下一横掌宽处支撑的方法去控制气息，方法是：口鼻同时吸气，后腰及后腰下一横掌宽处有膨胀感，喉部松开，后腰下一横掌宽处由体内中部向身体后面、两侧推动吸入的气息，同时发声，起声位置在后腰下一横掌宽处。发声过程中尽量使后腰部保持撑住气息的感觉，声音则向上、向前送至硬腭前部。为了保证发声时后腰能有向外支撑气息的感觉，气息不能吸得太多、太满，否则，想要在起声时再向外撑气就很困难了，吸气时大致吸到七八成即可。

（三）气流不集中

有的人哈气时气流散，不集中。这不仅不利于今后发出集中动听的实声，也很容易把气息迅速送完，使哈气的 ā 音不能持久。

纠正方法：可以用舌头来收拢气息，使气息集中。做法是：一开始发哈气 ā 音时，想象舌头从两边向中间把气息收拢，送到硬腭前部。此时的舌头中间会微微下凹，有点像前面练习过的凹舌头，只是舌头的凹槽不及凹舌头时那么深，气流就从舌头中部下凹的槽里被收拢并送到硬腭前部，这样就集中了。如果一时找不到舌头收拢的感觉，可以尝试以错带对的方法：打开口腔，吸气，咧嘴并摊开舌头发哈气 ā 音，体会气流冲口而出，没有控制的感觉；再用正确的方法练习：打开口腔，口鼻同时吸气，气吸到后腰下一横掌宽处，从此处启动发哈气 ā 音，同时，用舌头收拢气息，使气息集中到硬腭前部。找到正确的方法后，加强训练，巩固这种方法。

三、拓展练习

(一) 发哈气的 ō、ē、ī、ū、ǖ

用发哈气 ā 的方法分别练习发长音的哈气的 ō、ē、ī、ū、ǖ。注意不同元音的口腔开度是不同的，相对而言，ō、ē、ū 的口腔开度不及 ā 那么大，这三个音发音时上下槽牙之间大致有一个筷子头大的距离。ī、ǖ 的开口度最小，上下槽牙之间的距离大致有一根牙签那么大。

要注意起声位置是在后腰下一横掌宽处，同时，无论发哪个元音，气流都要送到硬腭前部。

(二) 哈气朗读

用发哈气 ā 的感觉朗读古典诗词，注意起声位置要深，喉咙始终是通畅的，无论字音怎么变化，气流都要集中送到硬腭前部。

钱塘湖春行
（唐）白居易

孤山寺北贾亭西，水面初平云脚低。
几处早莺争暖树，谁家新燕啄春泥。
乱花渐欲迷人眼，浅草才能没马蹄。
最爱湖东行不足，绿杨阴里白沙堤。

采莲曲二首·其二
（唐）王昌龄

荷叶罗裙一色裁，芙蓉向脸两边开。
乱入池中看不见，闻歌始觉有人来。

金错刀行
（宋）陆游

黄金错刀白玉装，夜穿窗扉出光芒。

丈夫五十功未立，提刀独立顾八荒。

京华结交尽奇士，意气相期共生死。

千年史册耻无名，一片丹心报天子。

尔来从军天汉滨，南山晓雪玉嶙峋。

呜呼！楚虽三户能亡秦，岂有堂堂中国空无人！

第十课　发虚声的 ā 音

为了找到发实声时喉部放松、通畅的感觉，我们可以在能发好哈气 ā 音的基础上练习发虚声的 ā 音。

一、训练要领

坐在硬凳子上，身心放松，做好发声的准备。

松开嘴巴，口鼻同时吸气，气息吸到后腰下一横掌宽处。打开后口腔，上下槽牙之间大致一个尾指的宽度。保持吸气时喉咙松开的感觉，想象从后腰下一横掌宽处启动发一个没有声带振动的气息通畅的纯气流声的 ā 音，接着逐渐发出有声带振动的虚声的长 ā 音。注意体会气息和声音的通畅，声音集中送到硬腭前部的感觉。

二、易出现的问题及纠正方法

（一）声音在喉咙里

许多人做这个练习时不能保持发哈气 ā 音时气息通畅的感觉，尤其是由哈气 ā 音转入虚声的 ā 音时嗓子紧，声音在喉咙里，送不出来。

纠正方法：在由哈气的 ā 音转入虚声的 ā 音时，仍然要想象声音是从后腰下一横掌宽处启动并送到硬腭前部的。也可以用以下方法：先发一个哈气的 hā 音，体会喉部放松、通畅的感觉。然后再发哈气的 hā 音，并逐渐带发出有声带振动的长长的虚声 ā。这样做的原因是，从语音学上看，声母 h 是一个擦音[1]，发音时两个发音部位舌根和软腭没有完全闭合，中间留有一条

---

[1] 从声母形成和破除阻碍气流的方式上看，普通话的 21 个辅音声母可以分为塞音、擦音、塞擦音、鼻音和边音。擦音发音时，两个发音部位没有完全闭塞，中间有一条窄缝，气流从中挤出，摩擦成声。这类声母包括 f、s、sh、r、x、h。

窄缝，有利于找到气流通畅的感觉。待哈气 hā 音带出虚声的 ā 音的要领掌握后，再由哈气 ā 音带出虚声 ā 音。

为了帮助找到声音送达硬腭前部的感觉，可以在发音时将食指放在人中处，以引导声音送到这里。

（二）虚声持续时间太短

有的人发虚声 ā 的时间太短，不能持续发音。

纠正方法：若是气息控制不力造成的虚声 ā 太短，则应先解决呼吸的控制问题，不能在一开始发音时就用掉大部分气息。如果是哈气阶段持续过久所致的虚声 ā 太短，则应缩短哈气阶段的发音时间，毕竟这一课练习的重点不是哈气音，而是虚声，并且哈气音只是一个过渡音，是为发好虚声 ā 服务的。

（三）ā 音含混不清

有的人发虚声 ā 时口腔开度不够，致使这个虚声听起来不太像 ā 音。

纠正方法：照着镜子，面部肌肉适当上提，吸气到后腰下一横掌宽处，口腔适当打开，上下槽牙之间的距离大致有一个小指头的宽度，上下门齿尖微露，摆好 a 的口形，后腰下一横掌宽处的体内由中部向两侧推动气息发哈气的 ā 音，哈气 ā 音发出后迅速过渡到虚声 ā，再延长这个虚声 ā 的发音过程。注意，口腔开度不能太小，否则容易造成声音闷在口腔后部甚至喉咙里送不出来的毛病。

三、拓展练习

（一）发虚声的 ō、ē、ī、ū、ǖ

用发虚声 ā 的方法逐个发虚声的 ō、ē、ī、ū、ǖ。

注意：

第一，一口气发一个音，这个音尽量发得长一些，气尽声停。

第二，发音时起声位置要尽量保持在后腰下一横掌宽处，喉部放松、通畅，口腔要充分打开，开到所发之音听起来没变成别的音为止，声音和气流集中送到硬腭前部。

（二）用虚声朗读诗词

先发虚声 ā，找到了发虚声的感觉后，用虚声朗读下列诗词。注意尽量打开口腔，口鼻同时吸气，喉咙放松、通畅，换气和换字时想象是在后腰下一横掌宽处进行的，发音时，要一直保持后腰下一横掌宽处的气息向身体两侧、后部撑住的感觉，只有换气时才快速放松后腰。

山居秋暝

（唐）王维

空山新雨后，天气晚来秋。
明月松间照，清泉石上流。
竹喧归浣女，莲动下渔舟。
随意春芳歇，王孙自可留。

西江月·夜行黄沙道中

（宋）辛弃疾

明月别枝惊鹊，清风半夜鸣蝉。稻花香里说丰年，听取蛙声一片。
七八个星天外，两三点雨山前。旧时茅店社林边，路转溪桥忽见。

饮酒·其五

（东晋）陶渊明

结庐在人境，而无车马喧。
问君何能尔？心远地自偏。
采菊东篱下，悠然见南山。
山气日夕佳，飞鸟相与还。
此中有真意，欲辨已忘言。

第十一课　发实声的 ā 音

　　生活和工作中人们使用最多的声音是实声，而不是虚声。初学科学发声，掌握胸腹联合式呼吸方式是第一大难关，所以我们前面用了好几课的篇幅来训练。第二大难关就是发实声的单元音，比如 ā 音。无论是从发声还是发音的角度看，发好实声的 a、o、e、i、u、ü 都是说好一个又一个汉字音的基础。为了发好实声 ā，我们之前专门安排了两课来过渡，能发好哈气 ā 音、虚声 ā 音，再练习发实声的 ā 音就更容易了。

一、训练要领

坐在硬凳子上，身心放松，做好发声的准备。

第一步，先发一个哈气的 ā 音，然后不中断发声过程，迅速过渡到发虚声的 ā 音，再逐渐过渡到实声的 ā 音，找到实声 ā 的发音感觉。第二步，掌握第一步的方法后，缩短发哈气 ā 音和虚声 ā 音的时间，不中断发声过程，快速过渡到发实声的 ā 音并延长这个实声 ā 音，进一步巩固发实声 ā 的感觉。第三步，把哈气和虚声的发音时间收到最短，几乎让人听不出来有哈气和虚声的过程，直接发实声的 ā 音并延长至气尽声停。

二、易出现的问题及纠正方法

（一）起声挤喉

许多人在做这个练习时不太容易找到后腰下一横掌宽处启动发声的感觉，而是采用从喉咙起声的方式。这种起声方式被称为硬起声，是在喉部的两条声带紧闭的状态下突然发声的，会出现喉部捏挤的感觉，长期这样发声可能导致声带受损。

纠正方法： 松开嘴巴吸气，此时喉咙也是松开的感觉，在后腰下一横掌宽处支撑气息的基础上从此处启动发声，摆好 ā 的口形，声音送到硬腭前部。还可以用吸气最后一瞬间的感觉去发 ā 音，体会声音是从后腰下一横掌宽处启动的，而不是从喉咙开始的。也可以采用以错带对法：先发一个捏挤喉咙、从喉咙起声的 ā 音，体会喉咙捏挤的错误感觉；然后用嘴巴吸气，松开喉咙，从后腰下一横掌宽处启动发实声的 ā 音，体会发声时喉部放松、通畅的感觉。找到正确的感觉后加强训练。对那些声音偏低的人来说，训练时还要适当提高 ā 的音高。

（二）持续时间太短

有的人发出的实声 ā 音持续时间太短。

纠正方法： 这与发虚声的 ā 音问题接近。主要原因是气息的控制和分配技术不够好，也可能是吸入的气息不够深，气息的量不够多等，极少有人是因为肺活量不足造成的。前者要加强气息的控制训练，要分配好发音各阶段的气息，不能一发音就漏掉了大量气息；中者要加强吸气的后腰及后腰下一横掌宽处撑开意识，使气息有深度，数量充足；后者则要适当加强运动，扩大肺活量。

（三）声音不集中

有的人发出的实声 ā 音听起来很散，不集中。

纠正方法：声音散往往跟气息散有关系，所以得先解决气息散的问题。关于这个问题，可以参考本章第十四课中关于丹田气的讲解，特别是有关气聚丹田的方法。

声音散还跟气息在口腔里没有收拢有关，发声时要想象气息和声音抱成一团送到硬腭前部。同时，还要加强上颚前部吆字的感觉，发 ā 音时要想象用上颚前部吆住这个 ā 音，以便声音集中有力。吆字时还要注意口腔后部充分打开，口腔后部不能紧张、着力。

（四）声音不实在、不响亮

有的人发出来的 ā 音总是虚里虚气的，不实在，不响亮。

纠正方法：如果是观念上的问题，则应先解决思想认识问题。虽然发虚声更容易找到气息和声音都通畅的感觉，发声过程也比较舒服，但是，虚声有不响亮，缺少力度及传不远等局限，生活和工作中用得更多的还是实声，所以在能发好虚声 ā 后，要尽快转入实声的训练。更多的人可能存在的是技术上的问题，主要是气息的深度和力度不够，气息和声音在口腔内不够集中。因此，吸气的位置要深，气息要多吸入一些，增加气息的密度和力度，想象把声音送到身体正前方较远的地方，把音量扩大些。

（五）丢不掉哈气和虚声的"拐杖"

由于发哈气音和虚声 ā 音容易找到喉部通畅的感觉，有的人总丢不掉发哈气音和虚声的"拐杖"，难以迅速掌握直接发实声 ā 的要领。

纠正方法：从意识上提醒自己，发哈气音和虚声的目的都是发好实声的 ā 音，前两者都是过渡音，要在能发好前两个音的基础上多揣摩实声 ā 的发音要领。从技术上看，实声 ā 的起声既不是硬起声的 ā，也不是虚起声的 ā，它是气息和声音同步到达声门的软起声方式，发声活动的启动部位不是在喉咙，而是在后腰下一横掌宽处。

（六）ā 音送不出来

有的人发出的 ā 音在口腔里的位置比较靠后，送不出口腔，因而音色含混或者靠后，甚至出现喉音。

纠正方法：发音时口腔要适度打开，上下槽牙之间大致有一个尾指的宽度，软腭要适当上提，舌体适当下降但不压喉，以扩大后口腔的通道。意识上要想象声音往前送出口腔，而不是往下压喉发音，必要时可以把手指放到人中处，提醒自己声音送达的位置。声音太低的人可能还得适当提高声音。

（七）鼻音偏重

鼻音太重会给人不舒服的听感，甚至让人觉得说话人做作、不真实、不真诚。有的人因为听说要把声音送到硬腭前部，于是把实声的 ā 发成了带鼻音的 ā。生活中也有部分人说话时鼻音较重，发这个音时会自然带上鼻音。

纠正方法：发音时，可以自己掐住鼻翼感受有没有鼻音。如果有鼻音，在发实声 ā 时，就要把口腔适当打开一些，同时想象声音通过下门齿尖送出口腔，而不要去强调送到硬腭前部。另外，平时可以适当增加凹舌头的训练，注意通过提起和放下小舌头，训练软腭和小舌头的灵活度，这个训练需要照着镜子做。

（八）ā 音横扁

有的人发出的 ā 音不够圆润、饱满，听起来是横的、扁的。

纠正方法：出现这种问题的人多半在发音时口腔横向开得多，因此发音时要注意适当竖着打开口腔，意识上要让声音"立起来"，可以照着镜子练习。还可以在发音过程中把干净的小指头放到上下槽牙之间，测试槽牙的距离是否有一个小指头宽，如果距离窄了，则要把牙关打开一些，以便增加上下槽牙的距离。有此问题的人要多做打开牙关的训练。

此外，要避免 ā 的发音舌位靠前，听起来有发嗲的感觉。如果出现了这种情况，则要增加后口腔的开度，把 ā 的舌位适当后移。

三、拓展练习

（一）用实声朗读词语

先发实声 ā，找到发实声的感觉后，朗读下列带 ā 的词语。一口气朗读一个词语，气息要吸到后腰下一横掌宽处，但不要吸得太多。换气时后腰下一横掌宽处一松就快速进气。朗读时，口腔要充分打开，声音响亮，喉部放松。

啊呀	吧嗒	啪啦	妈妈	发达	打蜡	他杀	哪怕	喇叭	嘎巴	咔嚓
哈达	杂耍	洒家	眨巴	插花	傻瓜	假牙	恰恰	下架	崖画	挂花
垮塌	花袜	耍滑	娃娃	爸爸	扒拉	大发	麻辣	蚂蚱	杀伐	拉杂

（二）用实声朗读诗词

先发实声 ā，找到发实声的感觉后，朗读下列诗词。口腔要充分打开，口鼻同时吸气，喉咙放松、通畅。一般一句换一次气息（一个标点符号前为一句），换气和换字时想象是在后腰下一横掌宽处进行的。朗读时，要保持后腰下一横掌宽处用气息撑开的感觉，只有换气时才快速放松此处。

一剪梅·怀旧
（宋）汪元量

十年愁眼泪巴巴。今日思家，明日思家。一团燕月明窗纱。楼上胡笳，塞上胡笳。

玉人劝我酹流霞。急捻琵琶，缓捻琵琶。一从别后各天涯。欲寄梅花，莫寄梅花。

浣溪沙·楼角初消一缕霞
（宋）贺铸

楼角初消一缕霞，淡黄杨柳暗栖鸦。玉人和月摘梅花。
笑捻粉香归洞户，更垂帘幕护窗纱。东风寒似夜来些（sǎ）。

登高
（唐）杜甫

风急天高猿啸哀，渚清沙白鸟飞回。
无边落木萧萧下，不尽长江滚滚来。
万里悲秋常作客，百年多病独登台。
艰难苦恨繁霜鬓，潦倒新停浊酒杯。

第十二课　连续弹发 hè、hà

膈肌是发声中非常重要的呼吸肌肉，膈肌下降的能力越强，肺部就越能吸入更多的气息。除了狗喘气等训练外，还可以通过弹发 hè、hà 等音节来训练膈肌。弹发 hè、hà，也有利于训练者找到气息和声音通畅的感觉，并且有助于我们发出响亮、扎实的声音。

初学者如果训练的量较大，可能出现腰腹的酸痛感，这是正常现象，同时也说明你已经在用腰腹肌肉的力量控制发声活动了，这是好事。如果练习一会儿就觉得嗓子累，难受甚至疼痛，发声方法多半不正确。

一、训练要领

坐在硬凳子上，身心放松，做好发声的准备。

第一步，松开嘴巴吸气，气吸到后腰下一横掌宽处，保持吸气时喉部松开的感觉，想象从后腰下一横掌宽处启动，一口气弹发 3 个 hè、3 个 hà，气息和声音都很通畅，声音送到面部。弹发的 3 个 hè、3 个 hà 的音高、音长、音强和音色（指嗓音音色，而不是语音音色）一致。

第二步，能一口气弹发好 3 个 hè、3 个 hà 以后，再做一口气弹发 7 个 hè、7 个 hà 音的练习。弹发的 7 个 hè、7 个 hà 的音高、音长、音强和音色一致。

二、易出现的问题及纠正方法

（一）挤压嗓子，喉音重

有的人弹发的 hè、hà 声音不通畅，声音是从喉咙里挤出来的，或者是向下压喉发出来的，听起来喉音较重。发声者会自觉嗓子不舒服，严重者甚至有嗓子疼痛的感觉。

纠正方法：挤喉的原因主要是：第一，认为声音是从喉部发出的，所以发声时喉部主动用力，造成挤喉；第二是因为腰腹部用不上劲，气息不能支撑声音，要发出响亮的声音，只有通过挤喉来实现。还有些人可能跟口腔开度不够有关。前者应首先转变观念。虽然人类的嗓音的确是从嗓子发出来的，是两条声带振动的结果，但是，我们不能把注意力放在喉咙上，更不能在关闭声门的情况下突然发声。正确的做法是，用吸气最后一瞬间喉部放松打开的那种感觉去弹发这几个音节。中者要注意把气息吸到后腰下一横掌宽处，使此处向外撑开，从此处启动弹发 hè、hà，换气时更要注意把气息补充好。后者应该照镜打开口腔发声，尤其是生活中习惯咬着牙说话的人更要注意，应多练习打开牙关，同时可以多练习第二课的拓展练习"咬住门齿朗读"。

向下压喉发声的人，有可能受了所谓"气沉丹田"说法的影响，以为发声就是使劲向下压喉咙；另一些人是因为换气时上提气息，发声时必须下压气息才能发出声音；还有一些人可能认为喉音更有声音的魅力。前者要正确认识"气沉丹田"（详见第十四课）的方法。弹发 hè、hà 时，要想象声音是从后腰下一横掌宽处启动，然后经过口腔往身体前方抛出去的。中者要注意解决换气上提锁骨甚至双肩的毛病。换气时，腰腹肌肉放松，口鼻同时吸气，气息在体内做由内向外往腰部推送的运动，气息不上提。可以照镜练习，注意观察自己的锁骨在换气时是否有上抬的动作，如果锁骨上抬，表明吸气有上提的动作，这就不对了。后者要从意识上纠正。不能错误地把喉音理解为雄浑的声音，尤其是男性。每个人的嗓音都是独一无二的，每个人的嗓音条件也不一样，只要声音通畅、响亮、圆润、集中，就是好嗓音。

（二）声音不响亮

有的人弹发出来的 hē、hà 的声音不实在、不响亮，缺少力度。

纠正方法：造成这一问题的主要原因还是在气息上，比如气息浅，气息量不够，气息的力度不够大，发声前漏气等。气息是发声的动力，就像电灯要有电，汽车要有汽油或电，人要吃食物一样，气息是发声活动中最关键的因素。气息要吸到后腰下一横掌宽处，保证气息要有吸透的感觉，也就是吸到肺底，要用吸气最后一瞬间的感觉发声。气息要有较大的密度和力度，吸气和发声时要有腰腹部绷紧的感觉。发声时口腔要充分打开，声音要往远处送。对平时习惯小音量说话的人来说，扎实、响亮、有力的声音的音量是非常大的，开始可能会有一些不习惯。

（三）声音不一致

有的人弹发 hē、hà 时，几个音的音高、音长、音强甚至音色出现不一致的现象。

纠正方法：首先，气息的分配要合理，要给每个音平均分配气息，不能出现刚吸气后的一两个音很高、很响，后面的音就很低很弱，形成头重脚轻、前重后轻的发声问题。其次，气息的控制力度要基本一致，不能有的音控制强，有的控制弱。最后，不能出现某些音强、长，某些音弱、短的问题，要保证所发的 3 个或者 7 个连音声音高低一致，长短相同，轻重一样，嗓音音色无差别。

三、拓展练习

用弹发 hē、hà 的发声感觉朗读下列诗词，注意口腔要充分打开，气息吸到后腰下一横掌宽处，发声时此处撑住气息，换气时快速放松，补气到位，喉部放松，声音响亮、通畅。朗读时速度要慢，以便按要领发声。

山行

（唐）杜牧

远上寒山石径斜，白云生处有人家。
停车坐爱枫林晚，霜叶红于二月花。

绝句四首·其三

（唐）杜甫

两个黄鹂鸣翠柳，一行白鹭上青天。
窗含西岭千秋雪，门泊东吴万里船。

沁园春·雪
毛泽东

北国风光，千里冰封，万里雪飘。望长城内外，惟余莽莽；大河上下，顿失滔滔。山舞银蛇，原驰蜡象，欲与天公试比高。须晴日，看红装素裹，分外妖娆。

江山如此多娇，引无数英雄竞折腰。惜秦皇汉武，略输文采；唐宗宋祖，稍逊风骚。一代天骄，成吉思汗，只识弯弓射大雕。俱往矣，数风流人物，还看今朝。

第十三课　弹发 hè、hà、hài

本课继续练习弹发音节，进一步训练膈肌的韧性，同时开始专门训练换气的方法。这一课的弹发训练不是一口气连续弹发几个音节，而是一口气弹发一个音节。

一、训练要领

坐在硬凳子上，身心放松，做好发声的准备。

松开嘴巴吸气，气吸到后腰下一横掌宽处，保持吸气时喉部松开的感觉，想象从后腰下一横掌宽处启动，一口气弹发 1 个 hè，换气再弹发 1 个 hà，再换气弹发 1 个 hài，气息和声音都很通畅，声音送到面部。hè、hà、hài 的声音响亮、清晰，音高中等（张口就发的那个高度），三个音的长短、音色也基本一致。换气时，腰腹肌肉要快速放松，迅速补气到后腰下一横掌宽处，气息不要换得太多，大致在五六成即可，最多六七成。

二、易出现的问题及纠正方法

一口气弹发 1 个 hè、1 个 hà、1 个 hài 时出现的问题与一口气连续弹发几个音节出现的问题有些是相同的，比如，挤压嗓子，喉音重、声音不响亮、声音不一致等。出现这些问题，可参考上一课的纠正方法。此外，还应注意以下问题：

（一）有的音发不好

这里的发不好包括了声音和字音两方面。有的人在弹发这三个音时，会出现某一个或两个音发不好的问题，比如，很多人可能发不好 hà 音，有的人则发不好 hè 音。

纠正方法：可以用发得好的那个音去带发得不太好的那些音的以优带劣法进行纠正，帮助找到弹发这个音的最佳感觉。比如，不少人发 hè 音没有问题，但是发 hà 音时声音总是很散，且送不到硬腭前部来，听起来不够响亮集中。遇到这个问题，就可以用发 hè 音的感觉来带发 hà 音：先弹发一个 hè 音，找到良好的发音感觉后再发 hà 音。有些人能发好 hà 音，却发不好 hè 音，出现不集中或不通畅等问题，可以用发 hà 音的良好感觉带发 hè 音。

有些人会出现 hài 音发不准的情况。需要注意的是，ai 是一个复合元音，它的发音是有动程的，是从 a 滑向 i，舌位、唇形和开口度都有变化，不能发成单元音。

（二）口形变化不明显

有的人弹发这三个音时口形无明显变化，发久了会出现颌关节僵、酸的感觉，甚至出现字音不准确的问题。

纠正方法：弹发这三个音节时，要大胆咬字。从开始发音时口形的大小看，hè 的口形最小，hà 和 hài 开始发音时的口形较大，hài 的发音口形还有一个从大到小变化的动程。每发完一个音，要适当放松颌关节和口腔，但不能关闭口腔，否则每发一个音就要再次打开嘴巴，容易出现打开嘴巴时的杂音。

（三）声音越来越紧

有的人弹发几组音后就出现声音越来越紧的问题。

纠正方法：这可能主要是由于换气时没有放松腰腹肌肉所致，也有可能是换气没有吸到后腰下一横掌宽处，造成气息越来越浅的原因，很少有人是因为口腔状态越来越紧形成的。前者应在每一次换气时放松腰腹部肌肉，快速换气，且气息要补够。初学者常常会出现舍不得放松腰腹部肌肉换气的问题，他们会担心放松后就找不到吸气的位置了。应对这种情况，可以用手叉着后腰发声、换气，提醒自己从后腰下一横掌宽处启动发声，气息要换到此处。中者要注意每一次换气要换到后腰下一横掌宽处，不能越换越浅，否则气息就不够用，只好挤嗓发音了。后者要注意加强打开牙关和凹舌头训练，适当增加唇舌的肌肉练习（详见第二十九课、三十课）弹发音节时，要打开口腔，特别是口腔后部——后声腔，大胆咬字，使每个音节发音都很清晰。

三、拓展训练

（一）朗读词语

当能弹发好 hè、hà、hài 时，可以尝试用发这几个音的方式大声慢速朗读以下词语，注意换气在下一个词语出声前，而不是前一个词语发完后。具体要领是：读第一个词语前吸气，读完这个词语后，腰腹肌肉不要放松，等到下一个词语开始朗读前再换气，这叫词首换气。

海洋	海带	晒台	彩排	塞外	开来	淮海	帅呆	白菜	排外	买卖
带来	抬爱	奶奶	改开	灾害	采买	摘菜	拆台	哀哉	皑皑	爱戴
摆开	拍卖	卖呆	太太	麦茬	天籁	耐烦	再三	在家	宅男	筛查

（二）朗读诗词

用弹发 hè、hà、hài 时获得的良好发声感觉，慢速朗读下列诗歌。注意句首换气，声断气连，要领是：读第一句前吸气，读完第一句最后一个字，不是立即放松腰腹换气，而是继续保持发声时腰腹撑住气息的紧张感，直到要读下一句第一个字前再快速放松腰腹肌肉换气。

题菊花
（唐）黄巢

飒飒西风满院栽，蕊寒香冷蝶难来。
他年我若为青帝，报与桃花一处开。

十一月四日风雨大作
（宋）陆游

僵卧孤村不自哀，尚思为国戍轮台。
夜阑卧听风吹雨，铁马冰河入梦来。

闻官军收河南河北
（唐）杜甫

剑外忽传收蓟北，初闻涕泪满衣裳。
却看妻子愁何在，漫卷诗书喜欲狂。
白日放歌须纵酒，青春作伴好还乡。
即从巴峡穿巫峡，便下襄阳向洛阳。

第十四课　丹田控制训练

这一课严格地说也是胸腹联合式呼吸的训练。胸腹联合式呼吸法的控制关键是丹田。当你把手掌并拢，横放在下腹部，拇指放在肚脐下，从中指到尾指之间按着的下腹部就是丹田。丹田是一个区间，不是一个点。丹田呼吸的一个重要特征是吸气位置深，后腰下一横掌宽处与丹田处于身体的同一平面，因而把气息吸到后腰下一横掌宽处，可以体会到吸气位置深。即使是用丹田控制呼吸，也少不了后腰及后腰下一横掌宽处的协助，音量越大、音高越高，后腰及后腰下一横掌宽处的气息外撑力量就越大。

掌握吸气时后腰下一横掌宽处撑开，发声时继续撑住此处的方法后，就可以把控制发声的部位转换到丹田了。刚开始转换控制部位时，可能会有些不习惯，这是正常现象。

从这一课开始，以后各课的呼吸控制部位，除了特别说明的以外，都在丹田。

一、训练要领

坐在硬凳子上，上身直立、放松，心态松弛、积极，做好发声的准备。

先找到丹田的准确位置，然后用手轻轻按住丹田，嘴巴松开，腹部放松，整个身体也放松，口鼻同时吸气，吸气到丹田。刚开始吸气那一瞬间，气息到达丹田后，丹田微微往前推动，随着气息吸入量的增加，下腹部肌肉逐渐往丹田处收缩，丹田逐渐收紧，丹田以上的腹部（包括上腹部）微微凸起，同时后腰及其下一横掌宽处逐渐撑开。呼气时，尽量保持吸气时丹田收紧，上腹微凸，后腰撑开的感觉。换气时，腰腹部肌肉快速放松，气息再次吸到丹田。

发声过程中，丹田的松紧往往与声音的强弱、高低等有关。在声音偏弱、偏低时，丹田是比较松的；在声音高亢、响亮时，丹田的控制力度就会加大，甚至在发极高、极强音时，丹田会收得特别紧。

需要说明的是，从理论上讲，气息是不能吸入丹田的，因为气息只能吸到肺部。但是，如果气息吸到了肺的底部，肺部充满了空气，胸腔下端就会向外扩张，横膈膜会下降，从而促使腹腔内的脏器、腹部肌肉运动，因而感觉上像是气息吸到了丹田。为了教学的方便，我们常常会告诉学生，气息要吸入丹田，或者说气沉丹田。

对"气沉丹田"的说法，要有正确的认识。气沉丹田，不是吸气时向下压气，而是说吸气的位置要深，要把气息吸到丹田处，并"储存"在这里供发声者使用。另外，还要正确理解"气聚丹田"的说法。"气聚丹田"，一方面是指气息吸到丹田，另一方面，它还指气息随着腹部肌肉向丹田收缩而在丹田处"抱成一团"。这都需要想象的参与，同时也有腹肌向小腹中部收缩的运动感觉。气聚丹田，有利于解决声音散等问题。

掌握了丹田控制呼吸的基本方法后，可以用这种方法做发声练习：发哈气 ā 音，虚声的 ā 音，实声的 ā 音，连续弹发 hē、hà 和一口气弹发 1 个 hē、1 个 hà、1 个 hài 等。做这些练习时，除了发声控制的部位换成丹田外，其他要领跟前面几课所讲的基本一致。

掌握了坐姿状态下用丹田控制呼吸、发声的技巧后，就可以采用站姿进行训练了。由于站起来后腰腹肌肉有支撑身体站立的任务，所以站立时用丹田呼吸，腰腹肌肉的感觉不及坐姿时那么强烈，因此站立时可以用手顶着丹田呼吸发声，如果要感受腰部呼吸状态的强弱，也可以用手叉着腰部呼吸。

二、易出现的问题及纠正方法

（一）气息难以吸到丹田

有的人在训练时难以把气息吸到丹田，吸气位置很浅，或者说吸气时丹田没动静，没感觉。

纠正方法：第一，要能找到丹田的正确位置——肚脐下三指到一掌宽处。第二，用手轻轻按住丹田，也可让同伴用拳头顶住你的丹田。还可以用密闭的水杯一头顶住丹田，一头抵住墙壁等物体练习呼吸，注意不可抵得太紧或太松，以水杯不掉下去为宜。第三，也可平躺在床上，在丹田处放上几本厚书，以能承受为度，吸气时把书向上顶起来，呼气时缓慢下降，培养丹田控制的意识，训练腹部肌肉。第四，可以先深深地叹一口气，然后再用手按住丹田，把气息吸到丹田。第五，在训练时要注意：吸气前胸部要放松，腹部肌肉也要放松，腰带不能扎得太紧。另外，饭后立即训练，对初学者来说是困难的，要避免在这个时间练习。

（二）吸气时下腹向前推，上腹往后缩

有的人刚转到丹田控制呼吸的方法时，会出现吸气时下腹部一直往前推，上腹部往后缩，呼气时方向相反的呼吸方式，这种方式是比较典型的腹式呼吸方式。使用这种呼吸方法，虽然气息的数量充足，但不太容易控制，不利于形成明亮的音色。

纠正方法：吸气时用手指头轻轻顶着上腹部，不要让上腹部往后缩。同时注意丹田不能一直往前推，而是随着气息的吸入，下腹部肌肉逐渐往下腹中间收，直至气息吸满，丹田收紧，后腰撑开。呼气发声时要保持丹田收住，后腰撑住的感觉。也可以请同伴用手顶住你的丹田，用手轻按你的上腹部，提醒你注意按正确的方法训练。

正确的胸腹联合式呼吸，吸气时，气息在腰腹部运行的感觉是，气息向左右运动的感觉大于向前后运动的感觉。

（三）丹田收不紧

有的人气息能吸到丹田，但是丹田收不紧，尤其是在发高强音时丹田不能收紧，气息不能支撑高强音。

纠正方法：首先，要按照第三课拓展训练中提供的方法训练腹肌，以增强腹肌的力量与韧性。其次，可以请同伴用拳头顶住你的丹田，给你明示用力的部位。最后，可以用密闭的水杯一头顶住丹田，一头抵住墙壁进行呼吸训练。

（四）换气不到位

很多人由于多种原因，在换气时总要抬肩或者上提锁骨，使气息不能准确吸到丹田或者换不够气息。这是很常见的一种呼吸问题。有此问题的人在后续的发声训练中可能出现气息越来越浅，嗓子越来越紧的情况。

纠正方法：首先，要从意识上提醒自己，换气时丹田快速放松，气息迅速吸到丹田，同时不能多出一个往上送气的动作。其次，照着镜子练习，注意观察自己锁骨在换气时是否有上提的动作，如果有，要注意避免。如果尝试多次都难以控制锁骨的上提，在你吸气时，可以让同伴拽住你的双手，适当用力往下拉你的手，提醒你吸气时肩部、锁骨不上提。最后，要体会"气运腰腹"的感觉，也就是说，无论是换气还是发声，腰腹部的感觉都最明显，而不是胸部的感觉最明显。

三、拓展训练

（一）丹田狗喘气

有的人在训练中常常出现气息浅，气息不能下沉到丹田的问题，尤其是一些体弱、不喜欢运动的女性更容易出现这种现象。这些人可以专门练习丹田狗喘气。

第一步，吸气到上腹部。身心放松，把手放在上腹部，口鼻同时吸气，把气息吸到手摸着的上腹部，随着气息的吸入，上腹部逐渐微微向前隆起。

第二步，吸气到肚脐。能做好第一步后，可接着练习第二步：把手掌放到肚脐上，口鼻同时吸气，把气息吸到肚脐处，随着气息的吸入，上腹部、肚脐及周围肌肉逐渐向前微微隆起。

第三步，吸气到丹田。能做好第二步，可接着练习第三步：把手掌放在丹田，口鼻同时吸气，把气息吸到丹田，随着气息的吸入，上腹、肚脐、丹田逐渐向前微微隆起。能做到这一步，表明气息已经能下沉到丹田。

第四步，练习丹田狗喘气①。口鼻同时吸气，吸气到丹田，尽可能多地吸足一口气，然后关闭口鼻的呼吸（不呼吸，不憋气），快速收紧小腹肌肉，使小腹向后瘪，然后再放松小腹肌肉，使小腹向前鼓起来。如此反复运动，频率可由慢到快。注意，在小腹来回瘪、鼓的过程中，没有呼气和吸气，直到不能坚持时再换气后继续练习。

（二）朗读词语

在学会了使用丹田控制呼吸发声技巧的前提下，可以尝试大声朗读下列词语，注意体会丹田的控制和声音的通畅，要把口腔打开一些。一口气读一个词语。词首换气，声断气连。

海菜	海涵	海蓝	海绵	海派	海外	海峡	撒旦	撒野	洒扫	赛马
赛项	杀价	沙袋	沙发	沙拉	沙尘	傻笑	煞白	筛查	筛选	山茶
山脉	山寨	删节	扇贝	善良	嬗变	发表	发财	发呆	发凡	发汗
发家	发现	乏味	羁球	法案	发卡	帆船	翻晒	翻阅	反响	繁花
反差	反叛	返回	犯难	饭菜	泛化	贩卖	虾皮	瞎抓	狭隘	狭窄
遐想	下巴	下凡	下海	下来	夏娃	仙丹	先决	鲜艳	闲话	咸菜
衔接	贤达	显摆	现代	限量	线材	宪法	献媚	阿妈	阿爸	阿姨

（三）朗读诗词

用丹田控制呼吸的方法慢速朗读下列诗词。注意气息下沉到丹田，发声时丹田用力。朗读时要打开口腔，放松喉部，保持喉部通畅。句首换气，声断气连。

泊秦淮

（唐）杜牧

烟笼寒水月笼沙，夜泊秦淮近酒家。
商女不知亡国恨，隔江犹唱后庭花。

---

① 此法参考了韩梅的做法。（见韩梅.艺术语言发声技巧之"腹壁站定"研究[J].文化艺术研究，2017，10（1）：50-53.）

西楼

（宋）曾巩

海浪如云去却回，北风吹起数声雷。

朱楼四面钩疏箔，卧看千山急雨来。

元旦口占用柳亚子怀人韵

董必武

共庆新年笑语哗，红岩士女赠梅花。

举杯互敬屠苏酒，散席分尝胜利茶。

只有精忠能报国，更无乐土可为家。

陪都歌舞迎佳节，遥祝延安景物华。

第十五课　发实声的 ō 音

为了掌握丹田呼吸控制的方法，同时帮助我们找到发圆唇后元音的实声时口腔打开、喉部放松、声音通畅的感觉，在发好实声 ā 音的基础上练习发实声的 ō 音。

一、训练要领

口鼻同时吸气，气息吸到丹田，松开喉咙，上下槽牙之间的距离大致有一根筷子头那么大，从丹田启动发一个长长的实声 ō 音，音高中等，声音响亮、清晰，送达硬腭前部，气尽声停。

二、易出现的问题及纠正方法

（一）声音不通畅

o 是一个后元音、半高元音，发音时它的舌头隆起的部位靠后、偏高，容易造成后口腔和喉咙用力，影响声音和气息的通畅度问题。

纠正方法：首先，用嘴巴吸气，体会喉咙松开的感觉。气息吸到丹田后，迅速从丹田处启动发一个通畅的长音 ō。其次，先发一个哈气的 ō 音，体会喉咙的放松和气息的通畅。接着再用这种通畅的感觉发实声的长音 ō。必要时可以用哈气的 ō 音和虚声的 ō 音带发实声的 ō 音。再次，如果能发好实声的 ā 音，也可以先发一个实声 ā，再用发这个 ā 的良好感觉发 ō 音。最后，可以用以错带对法寻找正确的发音感觉：先发一个挤喉的 ō 音，然后松开喉咙发通畅的 ō 音。找到正确的方法后，加强练习。

（二）声音送不出来

有的人发的 ō 音，声音位置靠后，送不出来，音色不明亮。

纠正方法：第一，松开嘴巴，口鼻同时吸气，气息吸到丹田，想象 ō 音从丹田启动，向上向前抛出口腔。第二，唇不能收得太紧。ō 是圆唇音，口形要收圆，双唇要适当用力，但又不能收得太紧，否则声音出不来，甚至还可能出现挤喉的现象。第三，还要注意适当增加上下槽牙之间的距离。

（三）声音不集中

有的人发出的 ō 音声音散，不集中。

纠正方法：发 ō 音时，要适当增加气息的密度和力度，加强丹田的控制力量，使声音响亮有力，同时想象把声音集中送到人中，唇形适当收圆，双唇略微用力。必要时可以把手指头放在人中处引领发音。

（四）ō 音不准确

有的人发的 ō 音不是单元音的 o 音，而是像复合元音 uo，舌位、唇形、开口度都有变化。还有的人发出的 ō 音双唇要么叼得太紧，要么叼得太松，唇形太扁，不是圆唇的 o 音。

这其实是一个发音不准的问题。如果发声的问题比较突出，比如存在前面三个问题的人，应该先解决那些发声的问题。如果发声问题不突出，又希望把普通话说好一些的人，可以注意一下这个问题。

纠正方法：从发音上看，o 是一个单元音韵母，它发音时的特点是舌位、唇形、开口度都没有明显变化，照着镜子发这个音就能看清楚自己发音是否准确了。把 o 发成 uo 的人，发音时能从镜子中看见自己的口形在变化，这时就要提醒自己不能变化口形，一直摆 o 的口形发音。至于舌位、唇形、开口度不准的人，除了照镜子练习外，恐怕首先要找到标准的发音作为参照，多去模仿着发音。

需要说明的是，o 自成音节的时候很少，常用的汉字仅有哦、噢、喔等。o 前拼声母时，只与 b、p、m、f 组合，而在 bo、po、mo、fo 几个音节中，o 之前实际还有一个过渡音 u，所以 bo、po、mo、fo 的发音听起来像是 buo、puo、muo、fuo。

三、拓展训练

(一) 朗读词语

用丹田控制呼吸的方法朗读下列词语。注意口鼻同时吸气，气沉丹田，适当增加上下槽牙之间的距离，软腭上提，舌体下降，但不压喉，使软腭和舌头之间有一定距离，以便增加后口腔的开度，声音送到硬腭前部（或人中处）。词首换气，声断气连。

伯伯	勃勃	泼墨	婆婆	磨墨	默默	拨打	播发	博览	舶来	擘画
泼辣	叵耐	迫害	破灭	摸彩	模块	膜拜	摩擦	魔怪	抹杀	末代
莫大	佛法	哆嗦	脱落	陀螺	懦弱	骆驼	阔绰	火锅	做作	捉摸

(二) 朗读诗词

用丹田控制气息的方法朗读下列诗词。注意打开后口腔，放松喉部，气息和声音畅通。声音送到硬腭前部，响亮清晰。句首换气，声断气连。

钗头凤·红酥手
(宋) 陆游

红酥手，黄縢酒，满城春色宫墙柳。东风恶，欢情薄。一怀愁绪，几年离索。错、错、错！

春如旧，人空瘦，泪痕红浥鲛绡透。桃花落，闲池阁。山盟虽在，锦书难托。莫、莫、莫！

钗头凤·世情薄
(宋) 唐婉

世情薄，人情恶，雨送黄昏花易落。晓风干，泪痕残。欲笺心事，独语斜阑。难、难、难！

人成各，今非昨，病魂常似秋千索。角声寒，夜阑珊。怕人寻问，咽泪装欢。瞒、瞒、瞒！

西阁曝日
(唐) 杜甫

凛冽倦玄冬，负暄嗜飞阁。
羲和流德泽，颛顼愧倚薄。
毛发具自和，肌肤潜沃若。

太阳信深仁，衰气欻有托。

欹倾烦注眼，容易收病脚。

流离木杪猿，翩跹山颠鹤。

用知苦聚散，哀乐日已作。

即事会赋诗，人生忽如昨。

古来遭丧乱，贤圣尽萧索。

胡为将暮年，忧世心力弱。

第十六课　发实声的 ē 音

为了进一步掌握丹田控制呼吸的方法，找到发扁唇后元音的实声时口腔打开、喉部放松、声音通畅的感觉，在发好实声 ā 、ō 的基础上可练习发实声的 ē 音。

一、训练要领

口鼻同时吸气，气息吸到丹田，松开喉咙，上下槽牙之间的距离大致有一根筷子头那么大，从丹田启动发一个长长的实声 ē 音，音高中等，声音响亮、清晰，送达硬腭前部，气尽声停。

二、易出现的问题及纠正方法

从发音的舌位上看，e、o 是同一组音，都是舌位靠后的半高舌面元音。它们的区别在于唇形的不同，前者是不圆唇元音，后者是圆唇元音。所以，往往发 o 时存在的一些问题，发 e 时也可能存在。

(一) 声音不通畅

e 和 o 都是后元音、半高元音，它们的舌位靠后、偏高，很多人发 ē 时容易捏挤嗓子，使声音和气息不通畅。

纠正方法：首先，用嘴巴吸气，体会喉咙松开的感觉。气息吸到丹田后，立即从丹田处启动发一个通畅的 ē 音，这个音持续时间要长。其次，先发一个哈气的 ē 音，体会喉咙的放松和气息的通畅。接着再用这种通畅的感觉发实声的 ē 音，并延长这个音。必要时可以用哈气 ē 和虚声 ē 带发实声的 ē 音。再次，如果能发好实声的 ā 、ō 音，也可以先发实声的 ā 、ō ，再用发这两个音的良好感觉发 ē 音。最后，可以用以错带对法寻找发 ē 的正确感觉，即先发一个挤喉的 ē 音，然后松开喉咙，发通畅的 ē 音，找到正确的感觉后，反复发这个 ē 音。

(二) 声音送不出来

有的人发出的 ē 跟发 ō 时一样，声音位置太靠后，送不出来，音色不明亮。

纠正方法：造成这个问题的原因主要是：第一，发声时向下压喉，使得声音也向下压，送不出口腔。第二，口腔开度太小。针对第一种情况，可用以下方法：松开嘴巴，口鼻同时吸气，气息吸到丹田，摆好 ē 的口形，想象声音从丹田启动，经过胸腔、喉腔、咽腔、口腔，把这个 ē 音抛向面部发出。同时要注意放松口腔后部和喉咙，不可在发音时捏挤喉部。针对第二种原因，可用这样的方法：发 ē 时在横着打开口腔基础上，再适当增加竖着打开口腔的程度，上下槽牙之间的距离与发ο时相当，大致有一根筷子头那么大。

(三) 声音不集中

有的人发出的 ē 音声音散，不集中。

纠正方法：发 ē 音时，气息下沉到丹田，小腹收紧，增加气息的密度和力度，声音响亮有力，同时提起颧肌，打开口腔，想象把声音集中送到人中。必要时可以把手指头放在人中处，以便提示自己找准声音集中送达的位置。

(四) ē 音不准确

有的人发的 ē 音舌位靠前，听起来像是 ê，而另一些人发的 ē 舌位又太靠后。

纠正方法：发不准 ē 的人，如果 ō 能发准，则可以采用以 ō 带 ē 的方法：发 ō 音时不中断发音，口形逐渐由圆唇过渡到扁唇，直到发至 ē 时止，找到 ē 的发音感觉后，再直接发 ē。最好能照镜练习，观察上下门齿之间的开度是否大约有一个食指的宽度。把自己的录音与标准的发音进行对比，找出两者之间的差别，模仿标准的发音，改进自己的发音，也是一种很有效的方法。

三、拓展训练

(一) 朗读词语

用发 ē 音的良好感觉朗读下列词语。注意打开口腔，放松喉部，气沉丹田，声音送到硬腭前部。一口气读一个词语，词首换气，声断气连。

得了	嘚瑟	特色	讷讷	乐得	哥哥	割舍	格格	隔阂	隔热	各个
各色	苛刻	苛责	可乐	客车	呵呵	合格	合辙	和乐	菏泽	赫赫
色泽	塞责	设色	社科	舍得	啧啧	折合	折射	这么	额外	恶霸

（二）朗读诗词

用丹田控制呼吸的方法朗读下列诗词。注意气息下沉到丹田，发声时丹田用力。口腔要充分打开，声音送到硬腭前部。句首换气，声断气连。

咏鹅

（唐）骆宾王

鹅，鹅，鹅，曲项向天歌。
白毛浮绿水，红掌拨清波。

望洞庭

（唐）刘禹锡

湖光秋月两相和，潭面无风镜未磨。
遥望洞庭山水翠，白银盘里一青螺。

菩萨蛮·春花春月年年客

（清）纳兰性德

春花春月年年客，怜春又怕春离别。只为晓风愁，催花扑玉钩。
娟娟双蛱蝶，宛转飞花侧。花底一声歌，疼花花奈何。

第十七课　发实声的 ī 音

为了进一步掌握丹田控制呼吸的方法，找到发扁唇窄元音的实声时口腔打开、喉部放松、声音通畅的感觉，我们在发好实声 ā、ō、ē 的基础上再来练习发实声的 ī 音。

一、训练要领

口鼻同时吸气，气息吸到丹田，松开喉咙，打开牙关，上下槽牙之间大致有一根牙签大小的开度，从丹田启动发一个长长的实声 ī 音，音高中等，声音响亮、清晰，送达硬腭前部，气尽声停。

二、易出现的问题及纠正方法

i 是一个前元音，比较容易送出口腔。但它也是一个高元音，发音时舌头隆起的部位离硬腭很近，因此不太容易发得饱满。此外，发这个音还可能出现其他问题。

(一) 声音紧

很多人发 ī 音时口腔打不开，声音听起来比较紧。这可能与它是高元音有关。i 是普通话 7 个舌面元音中口腔开度最小的音之一，容易出现口腔打不开，声音通畅度不够的问题。

纠正方法：首先，要注意丹田气息的支撑。气息要吸到丹田，丹田有比较充足的气息作为声音的支撑。其次，要适当增加口腔的开度，保证声音通道的畅通。发 ī 时，可在横着打开口腔的基础上，再适当增加后口腔竖着打开的程度。发音时，可以把干净的牙签放在上下槽牙之间，帮助寻找发 ī 时正确的口腔开度，注意不要损伤口腔。再次，要放松喉咙，打通发声通道。可用嘴巴吸气，用吸气最后一瞬间喉咙放松、通畅的感觉去发 ī 音。最后，可以用以错带对法寻找正确的发音感觉：先发一个挤喉的 ī 音，然后松开喉咙，发通畅的 ī 音，找到正确的感觉后，巩固其发音。

(二) 声音不饱满

有的人发出的 ī 音不够圆润、饱满。这跟口腔开度、声音的共鸣不够都有关系。

纠正方法：首先，如果是由于口腔开度不足造成的，则需要增加口腔的开度，尤其是要注意竖着打开口腔，同时适当降低 ī 的舌位，发声时使 ī 音有竖立起来的感觉。其次，还有些人可能是由于起声位置较浅，ī 的共鸣不够造成的。有这个问题的人需要强化从丹田处起声的意识，同时把身体躯干想象为一条中空的发声通道，从丹田启动的这个 ī 音，经过这条通道并获得充分共鸣后把声音送到面部。

(三) 声音不集中

有的人发出的 ī 声音散，不集中。

纠正方法：发 ī 时，先把气息吸到丹田，然后要收紧丹田，使气聚丹田，增加气息的密度和力度，加强丹田的控制力量，使声音响亮，同时想象把声音集中送到人中，还要注意唇形不要太扁。必要时可以把手指头放在人中，把 ī 送到人中处。

三、拓展训练

(一) 朗读词语

用发 ī 音的良好感觉朗读下列词语。注意气息下沉到丹田，发声时丹田用力。还要打开后口腔，适当增加上下槽牙的距离，把字音发得圆润、饱满、响亮。一口气读一个词语。词首换气，声断气连。

荸荠	鼻翼	比及	比例	笔记	鄙弃	闭气	碧玺	裨益	壁立	霹雳
脾气	迷离	米粒	秘密	密集	低级	敌意	嫡系	砥砺	底细	地理
弟弟	第一	提及	题记	体系	匿迹	离奇	礼记	立即	力气	利息
机密	鸡西	积极	基地	机体	极其	即席	集体	记忆	七夕	凄厉
奇迹	歧义	企及	启迪	气息	汽笛	吸气	稀奇	西医	习气	一体
依稀	遗迹	以及	义气	意义	译笔	屹立	逼近	必定	毕竟	批评

(二) 朗读诗词

用丹田控制呼吸的方法朗读下列诗词。注意气沉丹田，发声时丹田用力。要尽量打开后口腔，喉咙放松，声音集中送到硬腭前部，使每个音都发得饱满些。语速中等或偏慢。句首换气，声断气连。

夜宿七盘岭

(唐) 沈佺期

独游千里外，高卧七盘西。
晓月临窗近，天河入户低。
芳春平仲绿，清夜子规啼。
浮客空留听，褒城闻曙鸡。

声声慢·寻寻觅觅

(宋) 李清照

寻寻觅觅，冷冷清清，凄凄惨惨戚戚。乍暖还寒时候，最难将息。三杯两盏淡酒，怎敌他、晚来风急？雁过也，正伤心，却是旧时相识。

满地黄花堆积，憔悴损，如今有谁堪摘？守着窗儿，独自怎生得黑？梧桐更兼细雨，到黄昏、点点滴滴。这次第，怎一个愁字了得！

满江红·和郭沫若同志

毛泽东

小小寰球，有几个苍蝇碰壁。嗡嗡叫，几声凄厉，几声抽泣。蚂蚁缘槐夸大国，蚍蜉撼树谈何易。正西风落叶下长安，飞鸣镝。

多少事，从来急；天地转，光阴迫。一万年太久，只争朝夕。四海翻腾云水怒，五洲震荡风雷激。要扫除一切害人虫，全无敌。

第十八课　发实声的 ū 音

为了进一步掌握丹田呼吸控制的方法，找到发后高元音的实声时口腔打开、喉部放松、声音通畅的感觉，在发好实声 ā、ō、ē、ī 的基础上还需要练习发实声的 ū 音。

一、训练要领

口鼻同时吸气，气息吸到丹田，打开后口腔，使舌体与软腭保持一定距离（不能压喉），松开喉咙，从丹田启动发一个长长的实声的 ū 音。颧肌上提，双唇中央和舌面后部适当用力。音高中等，声音响亮、清晰，送达硬腭前部，气尽声停。

二、易出现的问题及纠正方法

u 是一个后、高元音，发音时舌面后部隆起的部位较高。因此，发 ū 时，声音位置最容易靠后。再加上它是圆唇音，双唇用力收圆时可能带动喉部用力，容易使音色闷暗，还可能出现其他问题。

（一）捏挤嗓子

很多人发 ū 音时后口腔开度不够，嗓子紧，声音有捏挤感，不动听。

纠正方法：首先，要强化发声用力的部位不在喉咙而在丹田的意识。吸气时，要气沉丹田，发音时要收紧丹田。其次，在丹田的充足气息支撑下，像吸气那样松开喉咙，打通发声通道来发音。口鼻同时吸气，用吸气最后一瞬间的感觉去体会喉咙的放松和通畅。再次，适当增加后口腔的开度，保证声音通道的畅通。最后，用以错带对的方法，寻找发 ū 的正确感觉：先发一个挤喉的 ū 音，然后松开喉咙，发通畅的 ū 音，找到正确的感觉后强化练习。

（二）声音闷暗

捏挤嗓子会刺激迷走神经，致使声音闷暗。所以出现声音闷暗的问题时，要首先检查是不是有捏挤嗓子的问题。此外，由于 u 本身就是一个不容易找到声音亮点的元音，很多人即使没有捏挤嗓子，发出的 ū 音也是靠后的，音色闷暗的。

纠正方法： 首先，在保证 ū 的语音准确的前提下，把声音往前送。发音时，在丹田气的支撑下，想象这个 ū 音是从丹田处启动，很通畅地向上向前抛出口腔的。其次，发声通道的畅通有助于声音的前送，所以，需要充分地打开后口腔，软腭适当上提，舌根在放松的前提下适当下降，保持喉部放松、通畅的感觉。发 ū 时可以在上下槽牙之间放一根筷子头，体会上下槽牙的开度。最后，还可以用以错带对的方法来纠正。

（三）圆唇度不够

u 是圆唇音，但有的人发出的 ū 音唇形不够圆，听起来不标准。这是一个普通话发音的问题，对自己语音要求高的人要注意。

纠正方法： 照镜练习。发 ū 音时，提起颧肌，双唇向唇中央集中、拢圆、着力并形成褶皱，后口腔适当打开，气息和声音通畅。

三、拓展训练

（一）朗读词语

用发 ū 音的良好感觉朗读下列词语。注意气沉丹田，丹田用力发声，喉咙放松，后口腔打开，声音送到硬腭前部。读一个词语补充一次气息。词首换气，声断气连。

哺乳	布谷	部署	铺路	匍匐	朴素	普度	瀑布	木薯	目录	夫妇
扶助	服输	俘虏	辅助	父母	付出	负数	附属	复古	富足	都督
毒素	独处	读书	赌注	杜牧	度数	突兀	图书	徒步	屠夫	土族
吐露	怒目	卢布	颅骨	卤素	陆路	露珠	咕噜	孤独	姑姑	古书
谷物	股骨	鼓舞	故土	枯骨	哭诉	苦楚	酷暑	呼噜	糊涂	虎符
互助	祖母	粗俗	苏木	诉诸	速度	宿主	侏儒	逐鹿	住处	驻足
祝福	著录	出乎	初速	处暑	触目	书屋	叔叔	舒服	疏忽	束缚
如故	入伍	乌木	污物	呜呼	无辜	芜湖	五毒	武库	舞步	物主

（二）朗读诗词

用丹田控制呼吸的方法朗读下列诗词。吸气时气沉丹田，发声时丹田用力，喉咙放松，后口腔打开，声音送到硬腭前部。句首换气，声断气连。

卜算子·咏梅

（宋）陆游

驿外断桥边，寂寞开无主。已是黄昏独自愁，更著风和雨。

无意苦争春，一任群芳妒。零落成泥碾作尘，只有香如故。

青玉案·元夕

（宋）辛弃疾

东风夜放花千树，更吹落、星如雨。宝马雕车香满路。凤箫声动，玉壶光转，一夜鱼龙舞。

蛾儿雪柳黄金缕，笑语盈盈暗香去。众里寻他千百度，蓦然回首，那人却在，灯火阑珊处。

醉花阴·薄雾浓云愁永昼

（宋）李清照

薄雾浓云愁永昼，瑞脑销金兽。佳节又重阳，玉枕纱厨，半夜凉初透。

东篱把酒黄昏后，有暗香盈袖。莫道不销魂，帘卷西风，人比黄花瘦。

第十九课　发实声的 ǖ 音

为了进一步掌握丹田控制呼吸的方法，找到发圆唇窄元音的实声时口腔打开、喉部放松、声音通畅的感觉，在发好实声 ā、ō、ē、ī、ū 的基础上还需要练习发实声的 ǖ 音。

a、o、e、i、u、ü 是普通话中主要的舌面元音（另有一个不能前拼声母的 ê），并且它们在舌位的高低、前后和唇形上有较大的差异，发音时会呈现不同的口腔状态，与发声活动关系紧密，所以需要逐个练习。

一、训练要领

口鼻同时吸气，气息吸到丹田，松开喉咙，后口腔打开，从丹田启动发一个长长的实声的 ǖ 音。颧肌上提，双唇中央和舌面前部适当用力，唇形拢圆，双唇出现褶皱。音高中等，声音响亮、清晰，声音送达硬腭前部，气尽声停。

二、易出现的问题及纠正方法

ü 和 i 都是前元音和高元音，它们在发音上只有圆唇与不圆唇的差别。因此两者发音中会出现相同的问题。比如，舌头隆起的部位都离硬腭很近，因而不太容易发得饱满等。

(一) 声音不通畅

有的人发 ü 音时，双唇用力收圆时会带动喉咙用力，或者因后口腔开度不够等，造成声音不通畅的问题。

纠正方法：首先，要在丹田气息的支撑下松开喉咙，打通声音的通道。可用嘴巴吸气，用吸气最后一瞬间喉咙放松、通畅的感觉去发 ü 音。也可以用模拟驾马车的人勒住缰绳，让马停下来时发"yù——"的方法，去体会发 ü 时喉部放松，气流和声音通畅的感觉。其次，发音时还要适当增加后口腔的开度，保证声音通道的畅通。最后，可以用以错带对法寻找感觉：先发一个挤喉的不通畅的 ü 音，然后松开喉咙，发通畅的 ü 音，找到正确的感觉后勤加练习。

(二) 鼻音较重

有的人发出的 ü 音鼻音较重，听起来不舒服。

纠正方法：这是后口腔开度不够，软腭和小舌头塌下来，打开了鼻腔通道所致。首先，可以捏着鼻子发 ü 音，体会是否有鼻音。要注意区分鼻音和鼻腔共鸣。鼻音声音浊而重，鼻腔振动很强，鼻腔共鸣的振动相对于鼻音更弱。其次，要适当打开后口腔，同时注意发音状态积极一些。最后，鼻音较重的人发音时不要想着把声音送到硬腭前部，而应该想象声音从舌面上或者下唇中部送出口腔。

(三) 发音不准

ü 是圆唇音，但有的人发出的 ü 音唇形不够圆，或者发音没结束就放松了双唇，听起来不标准。西南方言区和南方方言区的人常常发不准这个音。

纠正方法：可以用照镜练习的方法进行纠正。发 ü 音时，要使双唇从两边向唇中央收缩，形成褶皱，唇形收圆，而不是满嘴用力。发音还没有结束就把双唇放松了，使得 ü 的发音有了动程，听起来像复合元音的人要注意，ü 是单元音，发音时舌位、唇形、开口度都不应该有明显变化，照镜训练时，声音停止了再放松双唇。

三、拓展训练

(一) 朗读词语

用发 ü 音的良好感觉朗读下列词语。气沉丹田，丹田用力发声。喉咙放松，打开后口腔，声音通畅，发 ü 时双唇中央和舌面前部用力，声音集中送到硬腭前部。音高适中，语速偏慢。一口气朗读一个词语，词首换气，声断气连。

女婿	吕剧	旅居	屡屡	缕缕	律吕	居于	龃龉	区域	曲率	屈居
趋于	曲剧	须臾	徐徐	栩栩	序曲	絮语	迂曲	渔具	伛偻	雨具
语句	语序	玉宇	郁郁	寓于	绿化	拘押	局外	咀嚼	举债	巨轮
依据	恐惧	崎岖	水渠	来去	心虚	允许	体恤	断续	棉絮	多余

(二) 朗读诗词

用丹田控制呼吸的方法朗读下列诗词。注意气沉丹田，丹田用力发声。喉咙放松，打开后口腔，声音通畅，声音集中送到硬腭前部。发 ü 时，双唇中央和舌面前部用力。音高适中，语速偏慢。句首换气，声断气连。

鹊踏枝·几日行云何处去
（五代）冯延巳

几日行云何处去？忘却归来，不道春将暮。百草千花寒食路，香车系在谁家树？

泪眼倚楼频独语。双燕来时，陌上相逢否？撩乱春愁如柳絮，依依梦里无寻处。

蝶恋花·庭院深深深几许
（宋）欧阳修

庭院深深深几许，杨柳堆烟，帘幕无重数。玉勒雕鞍游冶处，楼高不见章台路。

雨横风狂三月暮，门掩黄昏，无计留春住。泪眼问花花不语，乱红飞过秋千去。

安公子·远岸收残雨
（宋）柳永

远岸收残雨。雨残稍觉江天暮。拾翠汀洲人寂静，立双双鸥鹭。望几点、渔灯隐映蒹葭浦。停画桡、两两舟人语。道去程今夜，遥指前村烟树。游宦成羁旅。短樯吟倚闲凝伫。万水千山迷远近，想乡关何处。自别后、风亭月榭孤欢聚。刚断肠、惹得离情苦。听杜宇声声，劝人不如归去。

第二十课　发六个元音的短实声

为了进一步巩固丹田控制呼吸发声训练的成果，帮助大家树立声音位置的理念，掌握统一声音位置的技法，学习换气的技巧，我们在能发好六个主要元音 a、o、e、i、u、ü 的长音的基础上来进行六个主要元音的短实声训练。

一、训练要领

口鼻同时吸气，气吸到丹田。气息不要吸得太多，最多五成满即可。先发一个较短、较响亮的实声 ā 音，持续时间 1 秒左右。然后快速放松丹田，换气到丹田后，再发一个 ō 音。之后照此依次发出 ē、ī、ū、ǖ 音。发音时要打开口腔，适当挺起软腭，在不压喉的前提下增加软腭和舌根之间的空间。六个元音音高中等，声音同样响亮、清晰，每个音的高低、长短、轻重和音色基本一致，每个音都通畅地送达硬腭前部。注意想象换气和换发元音是在丹田完成，而不是在喉咙完成的。

二、易出现的问题及纠正方法

（一）声音位置不统一

a、o、e、i、u、ü 这六个主要元音有很多不同。首先，从口腔的开度上看，a、o、e 的开口度相对较大，其中 a 开口度最大，o、e、u 次之，开口度最小的是 i、ü。其次，从发音时舌头隆起部位即舌位的前后上看，i、ü 是前元音，a 是央元音，即舌位居中，不前不后，o、e、u 是后元音，舌位比较靠后。再次，从舌位的高低上看，a 是低元音，发音时舌头最高处离上颚最远；o、e 是半高元音，舌头最高处离上颚比 a 更近；i、u、ü 都是高元音，舌头最高处离上颚比 o、e 还近，其中 i、ü 的舌位比 u 更高。最后，从发音时唇形的情况看，a、e、i 是不圆唇元音，也可以说是扁唇音，或者叫展唇音，o、u、ü 是圆唇元音。因为它们有这么多的不同，人们在发这六个元音时，很容易出现六个元音的声音不能送到口腔的同一个位置上，听起来声音不集中的问题，比如 i、ü 声音位置靠前，o、e、u 声音位置靠后等。

纠正方法：影响声音位置的因素很多，所以要从多个方面着手去纠正。首先，在丹田气息的支撑下，发每个音时想象从丹田到硬腭前部的发声通道都是一样大的。其次，要注意从意识上把每个字音送到硬腭前部，必要时可以把手指放在人中处提示。再次，要适当调整六个元音的舌位、唇形、开口度，使其更利于送到硬腭前部。比如，六个元音的口腔开度差别不能过大，不能出现开口度最大的 a 口腔打得很开，开口度最小的 i、ü 口腔开度过小。前元音 i、ü 的声音位置要略微靠后一点，后元音 o、e、u 要略微靠前一点，扁唇音 a、e、i 不能唇形太扁，圆唇音 o、u、ü 不能唇形过圆，它们的发音要"中庸"，即开音稍闭、闭音稍开，前音稍后、后音稍前，圆唇音略扁发、扁唇音略圆发。最后，要想象换气和换字音是在丹田完成的，而不是在喉咙处完成的。

（二）气息越来越浅

发六个元音的短实声时，由于是用六口气发六个元音，这就很考验训练者换气的技巧，有的人会出现气息越换越浅的问题。气息浅可能使声音不扎实，缺少穿透力，还可能出现发声时气息往下压，嗓子越来越紧的现象。

纠正方法：每发完一个元音后，要快速放松丹田吸气，还要使气息吸到丹田。可以用手指按住丹田换气，给自己以明确的提示。同时，要避免换气时向上提肩，出现倒吸气现象。可以照镜观察自己的锁骨在换气时是否上抬，如果上抬了，就表明气息上提了，这样换气就容易使气息越来越浅。换气抬肩者，要强化吸气时气息下沉的意识，气息下沉到达的位置就是小腹中央的丹田。

（三）声音的高低、轻重和音色不一致

有的人在发这六个元音的短实声时，出现声音的高低、轻重和音色不一致的问题。

纠正方法：首先，a、o、e、i、u、ü 这六个元音的高低、轻重不一致，往往和丹田的控制力度不一致有关，丹田气的密度大一些，控制的力度大一些，声音就会响亮一些，甚至高一些。因此，训练者要提醒自己，这六个元音的丹田控制力度应该是基本相当的。其次，音色的不一致，指的是 a、o、e、i、u、ü 六个元音的嗓音音色不一致，就是通常说的声音不一致，比如，a、i、ü 明亮，o、e、u 色彩暗淡，或者某些音集中，某些音发散等。要想统一这六个元音的音色，除了注意上述"声音位置不统一"的纠正方法外，还要注意以下几点：第一，六个元音起声的深度是否一致？要避免换气越来越浅

的毛病，同时提醒自己，保证每个音都是从丹田启动的。第二，要特别注意 o、e、u 三个后元音，发音时要能保证它们的发声通道是通畅的，不然音色就容易暗淡。最后，要检查发每个元音时下巴是不是放松的。有的人发某些音下巴会放松，发另外一些音时下巴会用力。下巴用力，声音就会出现挤压、尖锐或者靠后、发散等毛病。用下巴放松往后退的方法可以克服下巴用力的毛病。

至于发音不标准的问题，可以参考前面几课的相关内容。

三、拓展训练

(一) 朗读音节

在能做好六个元音的短实声训练的基础上，可以用发这些音的良好感觉朗读下列音节。发音时，气沉丹田，丹田收紧用力，换气时快速放松丹田吸气。要打开后口腔，放松喉咙，声音送到硬腭前部。一口气读一个音节，每个音节的高低、轻重、快慢、声音色彩一致。语速不快不慢，音高中等。

ā	á	ǎ	à	ō	ó	ǒ	ò
ē	é	ě	è	yī	yí	yǐ	yì
wū	wú	wǔ	wù	yū	yú	yǔ	yù

(二) 朗读诗词

用丹田控制呼吸的方法朗读下列诗词。注意气沉丹田，丹田用力发声。打开后口腔，挺起软腭，在不压喉的前提下降低舌根，加大软腭和舌根之间的空间，喉咙放松，声音通畅，每个字音都集中送到硬腭前部。音高适中，语速偏慢，声音响亮。句首换气，声断气连。

枫桥夜泊

（唐）张继

月落乌啼霜满天，江枫渔火对愁眠。
姑苏城外寒山寺，夜半钟声到客船。

望月怀远

（唐）张九龄

海上生明月，天涯共此时。
情人怨遥夜，竟夕起相思。
灭烛怜光满，披衣觉露滋。
不堪盈手赠，还寝梦佳期。

梅花

（宋）陆游

家是江南友是兰，水边月底怯新寒。
画图省识惊春早，玉笛孤吹怨夜残。
冷淡合教闲处著，清臞难遣俗人看。
相逢剩作樽前恨，索笑情怀老渐阑。

第二十一课　一口气发六个元音

本课继续巩固丹田控制呼吸发声训练的成果，继续训练把不同的元音送到同一位置的技巧，同时训练呼气发声的长度和分配气息的要领。在能发好六个主要元音 a、o、e、i、u、ü 短实声的基础上，训练一口气发 a、o、e、i、u、ü 六个元音的技巧。

一、训练要领

口鼻同时吸气，气吸到丹田，气息要吸满，一口气依次把 ā、ō、ē、ī、ū、ǖ 六个音发完，发音过程中不中断声音，每个元音的长度相同，声音的高低、轻重和色彩一致，声音要通畅地送达硬腭前部。注意想象换音是在丹田完成，而不是在喉咙。

二、易出现的问题及纠正方法

a、o、e、i、u、ü 这六个主要元音的发音情况差别较大，不太容易把它们的声音送到同一个位置上。有此问题的人可以参考上一课的纠正方法。此外还容易出现下述问题。

（一）气息分配不均

由于需要用一口长气发 a、o、e、i、u、ü 六个元音，有的人会出现气息分配不均的问题。往往是前面几个音的气息比较足，后面元音的气息不够用。

纠正方法：第一，要正确估量自己的气息长度，适当缩短每个音的发音时间，确保每个音的气息基本够用。第二，再适当延长每个音的长度，平均分配每个音的气息。

（二）气息不够用

由于一口气发出的元音较多，有的人难以适应，出现气息不够用，不得不中断声音换气的问题。

纠正方法：首先，心理上要做好准备，发音前要把气息吸足，保证有足够的气息。其次，要学会平均分配气息，不能出现前面几个音用很多气息，而后面的音又没有气息可用的情况。再次，每个音都要发实声，不发成虚声，因为虚声很耗费气息。最后，开始训练时可以适当缩短每个音的发音时间，把每个音发得短一些。

三、拓展训练

（一）数红旗

深吸一口气到丹田，然后收紧丹田朗读下列绕口令。注意增加上下槽牙之间的距离，上提软腭，在不压喉的前提下适当降低舌根，放松喉咙，气声畅通。

> 广场上飘红旗，看你能数多少面旗。一面旗，两面旗，三面旗，四面旗，五面旗，六面旗，七面旗，八面旗，九面旗，十面旗……

从一面旗开始，一口气数到气息用尽为止。开始可以数慢一些，待熟练后再逐步加快语速。无论快慢，都必须使每个字音清晰流畅。

（二）朗读诗词

用丹田控制呼吸的方法朗读下列诗词。注意气沉丹田，丹田收紧发声。打开后口腔，上提软腭，在不压喉的前提下降低舌根，加大小舌头和舌头之间的空间，喉咙放松，声音通畅，每个字音都集中送到硬腭前部。音高适中，语速偏慢，声音响亮。一口气朗读一句话，句首换气，声断气连。

雨过山村
（唐）王建

> 雨里鸡鸣一两家，竹溪村路板桥斜。
> 妇姑相唤浴蚕去，闲着中庭栀子花。

忆秦娥·娄山关
毛泽东

> 西风烈，长空雁叫霜晨月。霜晨月，马蹄声碎，喇叭声咽。

雄关漫道真如铁，而今迈步从头越。从头越，苍山如海，残阳如血。

渔家傲·反第一次大"围剿"
毛泽东

万木霜天红烂漫，天兵怒气冲霄汉。雾满龙冈千嶂暗，齐声唤，前头捉了张辉瓒。

二十万军重入赣，风烟滚滚来天半。唤起工农千百万，同心干，不周山下红旗乱。

第二十二课　弹发 yà、yè、yuè

发声是为了更好地交流，因此发声必须与发音结合起来。人们说话的语音是主要形成于口腔而不是喉咙的，没有气息的帮助、共鸣的调节，发音是不可能的事情。为了掌握科学发声的技能，我们需要结合不同的语音由易到难地训练。在能弹发好由擦音声母 h 充当字头的 hě、hà、hài 三个音节之后，我们可以训练弹发 yà、yè、yuè。这三个音节是没有辅音声母开头的零声母音节，不太容易找到字头着力的感觉。

一、训练要领

口鼻同时吸气，松开喉咙，气息吸到丹田，然后从丹田启动弹发 1 个 hě，换气后再弹发 1 个 hà，再换气弹发 1 个 hài，声音的高度为中等音高，声音要响亮、清晰。用弹发 hě、hà、hài 的良好感觉带发中等音高的 yà、yè、yuè，一口气弹发一个音，声音的高低、轻重、长短和音色一致。掌握了弹发 yà、yè、yuè 的要领后，可以不再用弹发 hě、hà、hài 来带发，就直接弹发 yà、yè、yuè。

二、易出现的问题及纠正方法

（一）挤喉发声

相对来说，擦音声母，如 f、x、h 等更有利于发音时喉咙的通畅。yà、yè、yuè 的字头不是擦音声母，甚至它们的字头就没有纯粹的辅音充当声母，发音时不易找到喉咙通畅的感觉，容易出现捏挤喉咙发声的现象。

纠正方法： 发音时，要松开嘴巴吸气，气吸到丹田，从丹田启动发声，要注意用松开喉咙的感觉去弹发 yà、yè、yuè。另外，用 hē、hà、hài 带发是一个比较有效的方法，当然前提是 hē、hà、hài 要能发好。还可以用以错带对法：先挤喉发一组 yà、yè、yuè，再放松喉咙，充分打开后口腔，不挤喉发一组气声通畅的 yà、yè、yuè。如果担心挤喉发多个音节会增加嗓子的负担，也可以只挤喉发一个音节后就放松喉咙发这三个音节。

(二) 字音横扁，声音不圆润

不少人在弹发这组音的时候出现字音横扁、声音不圆润的问题。

纠正方法： 这是由于嘴巴横着打开较多，后口腔没有充分打开造成的。可采用如下方法纠正：从丹田启动发声，把声音的通道想象得更大一些，充分打开后口腔，也就是要适当加大上下槽牙之间的距离，同时提起软腭，在不压喉的前提下适当降低舌根，加大软腭与舌根之间的距离。也可在发声时想象后口腔内有一个竖立的鸡蛋。有此问题的人平时要加强打牙关和凹舌头训练。

(三) 声音散，字音不集中

有人弹发 yà、yè、yuè 时存在声音发散，字音不集中的问题。

纠正方法： 第一，发音时，小腹适当收紧，加大丹田气支撑的力度，气聚丹田。松开喉咙，增加口腔开度，打通发声通道，适当加大音量，想象把声音送到硬腭前部。必要时可以把手指放在人中处，提示声音送达的位置。第二，由于这三个音都是从 y（读 yā）开始的，起声位置容易变得较浅，声音通道容易变窄、小，所以要注意从丹田启动发声，以保证气息的深度。第三，这三个音中，由于 ya 的开口度较大，更容易发散；yue 开始的唇形有人收得不够圆，ê（yue 中写成 e 的音实际读音是 ê）横着咧嘴太开，听起来语音不准，所以要加大起始音的圆唇度，发到 ê 时嘴巴不要横向咧得太开。注意想象把三个音都送到硬腭前部。

三、拓展训练

(一) 朗读词语

用弹发 yà、yè、yuè 的良好感觉大声朗读下列四音节词语。注意气沉丹田，发声时丹田用力，喉咙放松，后口腔打开，声音送达硬腭前部。一口气朗读一个词语，词首换气，声断气连。气息通畅，声音响亮。

海角天涯	海外奇谈	海水群飞	海底捞月	海立云垂	海誓山盟
海市蜃楼	海阔天空	海枯石烂	害群之马	骇人听闻	拍案叫绝
拍板成交	拍手称快	排山倒海	徘徊歧路	卖剑买牛	呆头呆脑
泰山北斗	耐人寻味	来龙去脉	改朝换代	开卷有益	再接再厉
才高八斗	塞翁失马	债台高筑	豺狼当道	爱惜羽毛	嗲声嗲气
价廉物美	掐头去尾	下里巴人	哑然失笑	别开生面	灭绝人性
喋喋不休	铁树开花	劣迹斑斑	节节败退	窃窃私语	夜郎自大
蹑手蹑脚	略知一二	决胜之机	鹊桥相会	削足适履	约法三章

(二）朗读诗词

用弹发 yà、yè、yuè 的良好感觉大声朗读下列诗词。注意气沉丹田，发声时丹田用力，喉咙放松，后口腔打开，声音送达硬腭前部。一口气朗读一句，句首换气，声断气连。气息通畅，声音响亮。

浪淘沙·其一

（唐）刘禹锡

九曲黄河万里沙，浪淘风簸自天涯。
如今直上银河去，同到牵牛织女家。

忆秦娥·箫声咽

（唐）李白

箫声咽，秦娥梦断秦楼月。秦楼月，年年柳色，灞陵伤别。
乐游原上清秋节，咸阳古道音尘绝。音尘绝，西风残照，汉家陵阙。

雨霖铃

（宋）柳永

寒蝉凄切。对长亭晚，骤雨初歇。都门帐饮无绪，留恋处、兰舟催发。执手相看泪眼，竟无语凝噎。念去去、千里烟波，暮霭沉沉楚天阔。

多情自古伤离别。更那堪、冷落清秋节。今宵酒醒何处，杨柳岸、晓风残月。此去经年，应是良辰、好景虚设。便纵有、千种风情，更与何人说。

第五章
嗓音职业病的发声预防微课训练二

第二十三课　弹鼻音练习

在生活与工作中，有的人的声音散、不集中，缺少亮度。从生理上说，如果声带闭合没有障碍，主要是这些人发声时没有用声波刺激面部的三叉神经，没有增加声音的鲜明性。为了帮助这些人找到声音集中送达面部的感觉，刺激三叉神经以使声音明朗响亮，可以进行弹鼻音训练。不过，并非每个人都需要练习弹鼻音，比如声音已经很明亮的人，就不用做这个练习。声音尖锐的人如果做这个训练，可能使其声音更加尖锐刺耳。

一、训练要领

松开嘴巴，口鼻同时吸气，快速吸气到丹田。然后咬紧牙关，提起面部肌肉，面部略带尴尬状，想象把声音逼到从人中到眉心的这条面部中线上，弹发一个 hm（第四声），然后再大致以半音的音程逐个上行至较高的音，接着从高音再逐渐降至低音。发音过程中，面部肌肉始终上提着。hm 音根据需要可长可短。

二、易出现的问题及纠正方法

（一）hm 音闷暗

有的人弹发的 hm 声音闷暗，有的人弹发的鼻音发散、空、虚，这样就失去了通过弹鼻音训练来提高声音亮度的作用。

纠正方法：首先，发音时要保证丹田气息的支撑。其次，必须咬紧牙关，把声音逼到面部中线上，如果打开了牙关，后口腔就可以获得很多共鸣，要找面部中线的声音点就有困难，声音一下就变得闷暗了。再次，上提面部肌肉有助于找到声音在面部中线的亮点。最后，初学时，可用中等偏高的音弹发 hm，声音位置可选在眉心。需要注意的是，刚启动的 hm 音是一个有亮点的声音，它先是一个点，然后迅速放大成一小团，可把手指放在眉心处提示声音送达的位置，还可以在能找到弹出的有亮点的鼻音后，把这个 hm 音适当拉长，以强化声音集中明亮的感觉。发音时，也可想象声音不是闷在脸颊部位的头颅里面，而是送到面部外面，比如眉心外面。

（二）嗓子紧

有的人为了寻找声音启动时的亮点，常常捏挤嗓子发 hm 音。

纠正方法：首先要做好丹田的气息支撑，声音越高，丹田收得越紧。其次，弹发 hm 时要飞快地找准声音送达面部的位置。最后，发声时要想象松开喉咙，打通发声的通道。

（三）声音上下行时问题多

有的人能找到中高音的 hm 在面部的位置，但上行时声音要往后躲，或者声音嘶哑，下行时降不下来，或者声音找不到亮点，出现闷暗等问题。

纠正方法：第一，要解决的还是气息问题。气息的支持力度不够，声音难以上行或下行。声音越高，丹田收得越紧，声音越低，丹田收得越松。第二，声音上行时要尽量想象往前顶，而不是向后缩；声音下行时，尽量不要向后、向下落到喉咙里，而是一直想象让声音挂在面部中线上，只是高度在降低而已。

三、拓展训练

（一）用弹鼻音带发音节

先弹发几下 hm，找到弹鼻音时声音集中在面部中线的感觉，然后用这种感觉弹发以下音节。发这两组音时，注意气沉丹田，丹田控制发声，喉部放松，后口腔打开，喉咙放松，声音集中送达面部中线。

> hè、hà、hài
> yà、yè、yuè

（二）用弹鼻音的感觉带读诗句

先弹发 hm，找到声音集中在面部中线的感觉后，用这种感觉朗读下列诗词。朗读时，注意气沉丹田，丹田控制发声，喉部放松，后口腔打开，声音集中送达面部中线。语速适中，声音响亮。一口气读一句，句首换气，声断气连。

咏柳

（唐）贺知章

> 碧玉妆成一树高，万条垂下绿丝绦。
> 不知细叶谁裁出，二月春风似剪刀。

赋得古原草送别

（唐）白居易

> 离离原上草，一岁一枯荣。
> 野火烧不尽，春风吹又生。
> 远芳侵古道，晴翠接荒城。
> 又送王孙去，萋萋满别情。

（三）假声练习

假声是"成人的最高声区。发声时，声带不完全闭合，胸腔亦不起共鸣作用"。[①] 我国传统戏曲中的旦角和小生常用这种声音进行表演。声音亮度不够的人，可以多练习假声，以增加发声的上部共鸣，使声音更加明朗、集中。

1. 用假声演唱、朗读

找一些自己熟悉的歌曲，用假声进行演唱，想象声音位置在眉心以上。注意：声音位置要高，丹田气息的支撑要够，喉咙不可使劲。例如李叔同作词、美国约翰·奥德威作曲的《送别》：

> 长亭外，古道边，芳草碧连天。晚风拂柳笛声残，夕阳山外山。
> 天之涯，地之角，知交半零落。一壶浊酒尽余欢，今宵别梦寒。
> 长亭外，古道边，芳草碧连天。问君此去几时还，来时莫徘徊。
> 天之涯，地之角，知交半零落。人生难得是欢聚，惟有别离多。

能熟练地用假声演唱以后，再用假声朗读歌词，最后用真声朗读，体会声音有无集中度和亮度上的改变。

2. 用假声朗读诗词

可先用假声进行四音节词语的朗读，待能熟练运用后，再朗读下列诗词，语速不宜太快。

---

① 辞海编辑委员会. 辞海：缩印本 [M]. 2 版. 上海：上海辞书出版社，2010.

送元二使安西

（唐）王维

渭城朝雨浥轻尘，客舍青青柳色新。

劝君更尽一杯酒，西出阳关无故人。

旅夜书怀

（唐）杜甫

细草微风岸，危樯独夜舟。

星垂平野阔，月涌大江流。

名岂文章著，官应老病休。

飘飘何所似，天地一沙鸥。

假声训练的目的是解决声音散、不集中、缺少亮度的问题。如果能够熟练地运用假声朗读诗词，可以试试先用假声读一句，再用真声读一句的方法，看看声音在集中度、明亮度上的变化。

需要进行假声训练的人，每天可练习几分钟。如果坚持一段时间后有效果，则可以继续训练，直到声音集中、明亮为止。如果坚持较长时间后仍无明显改观，则应停止练习。

第二十四课　弹发 hè、hà、huò

前文已述，字音对发声是有一定影响的。很多人发带 o、e、u、ao、iao、ou、iou 韵母和 ang、eng、ing、ong、iang、uang、ueng、iong 等后鼻音韵母的字时会遇到一定障碍。为了帮助大家找到这些后音的发音技巧，使后音也能发得响亮、动听，本课训练弹发 hè、hà、huò 音。本课的重点和难点在 huò 音上。

一、训练要领

口鼻同时吸气，松开喉咙，吸气到丹田。然后从丹田启动发音，一口气弹发一个 hè、一个 hà，再用弹发这两个音时的良好感觉弹发一个 huò 音。发 huò 时声音位置要往 hè、hà 所在的位置上靠，喉咙要放松，气息和声音通畅，音色与 hē、hà 一致。必要时可以用弹发 hē、hà、hài 三个音来带出 huò 音。

二、易出现的问题及纠正方法

(一) huò 与 hē、hà 的声音不一致

许多人初学弹发 huò 音时出现声音和 hē、hà 不一致的情况，包括 huò 音的声音位置比 hē、hà 更靠后，音色不明亮，声音不集中等。

纠正方法：首先，huò 音是后音，要注意把它往前发。丹田气要有支撑，发声通道要贯通，声音要向前送到 hē、hà 的位置上。其次，反复体会 hē、hà、hài 的发音感觉，再发 hē、hà、huò，使 huò 音的发音感觉和声音位置、声音色彩向 hē、hà 靠拢。再次，先做弹鼻音训练，找到了声音送达面部中线的感觉后再弹发 hē、hà、huò 音。最后，用以错带对法寻找正确的发声感觉：先捏挤喉咙弹发一个声音位置靠后、音色暗哑、发散的 huò 音，然后松开喉咙弹发一个声音贯通，音色靠前的明亮动听的 huò 音。注意在发正确的 huò 音时，丹田和双唇用力，而口腔后部和喉咙是放松、打开、通畅的。在发字头 hu 时，双唇要适当用力收圆，然后快速滑向 o 音，并逐渐放松双唇。找到良好感觉后，再弹发 hē、hà、huò 音。

(二) 把 huò 音发成了 hò 音

有的人习惯把 huò 音发成 hò 音，这可能是受了方音的影响，比如四川话中没有韵母 uo，uo 多读成了 o。

纠正方法：在弹发 huò 音时，口形是从比 o 小的 u 开始的，双唇要收紧，然后从 u 滑向 o，发音时舌位、唇形、开口度都有变化。

三、拓展训练

(一) 朗读词语

用弹发 hē、hà、huò 的良好感觉朗读下列词语，注意把后音往前发，同时要松开喉咙，并使这些后音字启动发声的位置要深，即从丹田启动，以使每个词语获得充足的共鸣，且声音一致。

海货	开奖	改革	白果	扮相	本能	鼻孔	边防	拍拖	盼望	喷雾
皮球	骗术	埋没	馒头	门框	迷蒙	面貌	灾祸	菜油	赛场	逮捕
敌国	电筒	态度	别透	填空	奶娘	泥淖	年头	赖账	力量	联络
摘登	柴狗	晒图	哀伤	恩仇	异常	眼球	猿猴	集中	企鹅	牺牲

（二）朗读诗词

大声朗读下列诗词，把字体加粗的后音字词往前送到硬腭前部，并使整首诗歌的声音位置统一，音色一致。注意气沉丹田，丹田控制发声，喉咙放松，后口腔打开，声音送达硬腭前部。

不第后赋菊
（唐）黄巢

待到秋来九月八，我花开后百花杀。
冲天香阵透长安，满城尽带黄金甲。

黄鹤楼
（唐）崔颢

昔人已乘黄鹤去，此地空余黄鹤楼。
黄鹤一去不复返，白云千载空悠悠。
晴川历历汉阳树，芳草萋萋鹦鹉洲。
日暮乡关何处是？烟波江上使人愁。

八声甘州·对潇潇暮雨洒江天
（宋）柳永

对潇潇暮雨洒江天，一番洗清秋。渐霜风凄紧，关河冷落，残照当楼。是处红衰翠减，苒苒物华休。唯有长江水，无语东流。
不忍登高临远，望故乡渺邈，归思难收。叹年来踪迹，何事苦淹留？想佳人妆楼颙望，误几回、天际识归舟。争知我，倚阑杆处，正恁凝愁！

第二十五课　弹发 là、lì、lù

从发音时舌位的前后上看，单元音韵母 a、i、u 分别是央元音、前元音和后元音。从发音的口形上看，它们还是开口呼、齐齿呼和合口呼的代表性元音①，是很有代表性的三个元音。发好了这三个元音，对韵母的发音会很有帮助。我们用舌尖声母 l 与它们组合，还可以在训练 a、i、u 发音的同时，训练舌尖的发音力度，同时提升声母 l 与这几个韵母组合发音的能力。

一、训练要领

口鼻同时吸气，气息吸到丹田，从丹田启动发声，喉咙松开，口腔打开，弹发 là、lì、lù，一口气发一个音节，每个音节的声音都要送到硬腭前部，清晰响亮。

二、易出现的问题及纠正方法

（一）喉咙紧

由于声母 l 是舌尖音，发音时舌尖要用力，所以往往会带动舌根也用力。再加上 i 是开口度很小的舌面前高元音，u 是舌面后高元音，许多人发音时容易出现口腔开度过小，喉咙紧张的问题。这还会造成声音不通畅，不圆润等毛病。

纠正方法：首先，从意识上提醒自己，l 是舌尖音，发音时只是舌尖中部适当用力，舌根不能用力。其次，弹发时要抓丹田的气息支撑，在气息的支持下，松开喉咙，打开牙关，打通发声的通道。最后，可以采用以错带对法纠正错误的发音：先用捏挤喉咙的方法弹发 là、lì、lù，然后再放松喉咙弹发这组音，寻找松开喉咙发声的正确感觉，使声音通畅而圆润、饱满。

（二）声音不一致

不少人会出现 là、lì、lù 三个音节的声音不一致的问题，包括声音位置不统一，音色不一致，响度差别大等。

纠正方法：第一，要在丹田气息的支持下，打通发声的通道，使声音有统一的共鸣。第二，弹发 là、lì、lù 时，要把三个音都往硬腭前部抛送，其中 lù 最不容易送到硬腭前部，因此必要时可以先单独训练这个音节。可以用以错带对法纠正错误的发音，具体做法是：先用捏挤喉咙的方法弹发 lù，再用放松喉咙、声音送到硬腭前部的方法弹发 lù 音，找到正确的发音感觉，待这

---

① 根据韵母发音的口形，汉语音韵学把韵母分为了开口呼、齐齿呼、合口呼和撮口呼四大类型。开口呼指的是不是 i、u、ü 和不是以 i、u、ü 开头的韵母，齐齿呼指的是 i 和以 i 开头的韵母，合口呼指的是 u 和以 u 开头的韵母，撮口呼指的是 ü 和以 ü 开头的韵母。这个分类是以韵母发音开始时的口形划分的，存在韵母书写形式和它们的四呼归类不一致的问题，比如 ong 的起音是 u，所以划到了合口呼，iong 的起始音是 ü，所以划到了撮口呼。注重韵母发音开始时的口形，对普通话语音训练可以起到事半功倍的作用，对发声训练也有益处。

个音能发得动听后，再跟 là、lì 一起组合弹发。第三，要统一 là、lì、lù 三个音的起声位置，不能出现起声位置一个比一个浅的问题，特别是 lù 音，弹发时很容易从喉咙起声，这样就关闭了发声的下部共鸣通道，使声音变得干涩。所以弹发 lù 音时也要从丹田起声，以保证它的起声深度，获得更充分的共鸣。第四，要注意运用前音略后发、后音略前发的技巧，使三个音节的声音都统一到硬腭前部。第五，还要注意控制好口腔的开度，打通发声的通道，运用开音稍闭、闭音稍开的技巧，使三个音的响度基本一致。

（三）lì、lù 中的单元音发音有动程

有的人弹发 lì、lù 时容易出现把 i、u 发成复合元音的问题，使单元音出现了发音动程。

纠正方法：首先，可以把自己的录音和标准的发音进行对比，看看自己有没有这个问题。也可以请他人帮忙听辨。其次，要认识到 i、u 是两个单元音，发音时舌位、唇形和开口度是不能有明显变化的。最后，可以照着镜子练习，注意控制好自己的口形，使 lì、lù 中的 i、u 在弹发时不出现动程。

三、拓展训练

（一）朗读词语

用弹发 là、lì、lù 的良好感觉大声朗读下列词语，注意抓好丹田的调控，打开后口腔，保持发声通道的畅通，每个字音都送到面部中线上，声音响亮动听。一口气读一个词语，词首换气，声断气连。

八面玲珑	匹马单枪	目空一切	发明耳目	杂七杂八	粗心大意
肃然起敬	地大物博	土崩瓦解	拿手好戏	厉兵秣马	蛛丝马迹
查无实据	束手待毙	如出一辙	极目远望	弃暗投明	嬉笑怒骂
古往今来	慷慨就义	呼天抢地	安国宁家	一误再误	雾里看花

（二）朗读诗词

用弹发 là、lì、lù 的良好感觉大声朗读下列诗词，注意做好丹田的调控，打开后口腔，保持气息和声音的畅通，每个字音都送到面部中线上，声音响亮动听。句首换气，声断气连。

浣溪沙·渔父
（宋）苏轼

西塞山边白鹭飞，散花洲外片帆微。桃花流水鳜鱼肥。
自庇一身青箬笠，相随到处绿蓑衣。斜风细雨不须归。

过故人庄

（唐）孟浩然

故人具鸡黍，邀我至田家。
绿树村边合，青山郭外斜。
开轩面场圃，把酒话桑麻。
待到重阳日，还来就菊花。

鹤冲天·黄金榜上

（宋）柳永

黄金榜上，偶失龙头望。明代暂遗贤，如何向？未遂风云便，争不恣狂荡。何须论得丧？才子词人，自是白衣卿相。

烟花巷陌，依约丹青屏障。幸有意中人，堪寻访。且恁偎红倚翠，风流事，平生畅。青春都一饷。忍把浮名，换了浅斟低唱！

第二十六课 弹发 liǎ、liè、lǜ

普通话的辅音声母中，能跟开口呼、齐齿呼、合口呼和撮口呼都能拼合的很少，l是其中的一个。本课主要训练弹发l与撮口呼相结合的音节lǜ，我们先用两个齐齿呼韵母与l组合的音节liǎ、liè来带发lǜ音。

一、训练要领

口鼻同时吸气，气息吸到丹田，从丹田启动发声，喉咙松开，适当增加上下槽牙的距离，小舌头上提，舌根在放松的前提下适当下降，增加后口腔开度，弹发 liǎ、liè、lǜ，一口气发一个音节，声音送到硬腭前部，清晰响亮。

二、易出现的问题及纠正方法

（一）声音不统一

由于 liǎ、liè 的韵母是齐齿呼，且其中没有舌位靠后的音，所以比较容易送达硬腭前部。lǜ 的韵母 ü 虽然是前元音，但它也是圆唇音，发音时唇要拢圆并适当收紧，容易连带舌根用力，加上 ü 是一个口腔开度很小的音，因而有的人弹发这三个音时出现 lǜ 与前两个音节声音不统一的问题。

纠正方法：首先，可以用以错带对法单独训练 lǜ：先发一个喉咙用力的 lǜ，再放松喉咙发一个通畅、响亮的 lǜ。找到发 lǜ 的良好感觉后，再跟 liǎ、liè 组合起来练习，使它们的声音通畅、响亮，并使三个音都送达硬腭前部。其次，弹发 liǎ、liè、lǜ 时，起声位置要统一在丹田，发声通道要畅通，口腔要打开，下巴要放松，liǎ、liè 咬字用力的部位在舌尖，lǜ 咬字用力的部位在舌尖和双唇，三个音节都送到硬腭前部。这三个音节的韵腹开口一个比一个小，具体情况是：liǎ 的韵腹是 a，开口度大；liè 的韵腹是 ê，口腔开口度居中；lǜ 的韵腹是 ü，开口度最小。弹发 lǜ 时，要想象比平时发的 ü 开口度更大，即增加上下槽牙的距离，同时适当上提小舌，在舌头放松的前提下适当下降舌根，增大后口腔的空间。

（二）有鼻音

有的人弹发这三个音节时出现了鼻音，特别是 lǜ 音，鼻音较重。

纠正方法：首先，这三个音节中既没有鼻音声母也没有鼻音韵母，发音时要提醒自己，不能带上鼻音。其次，可以捏着鼻子弹发 liǎ、liè、lǜ，如果有鼻音，则要适当打开后口腔，提起软腭发音。再次，要适当加强舌尖力量和挺软腭、提小舌训练，比如捏着鼻子连续弹发 lā 、lā 、lā 等，适当增加舌尖弹动的力量；照着镜子做凹舌头训练，增加提起小舌头的练习。最后，在充分打开后口腔，挺起软腭弹发这三个音节的同时，想象声音不是送达硬腭前部，而是沿着舌面，从下门齿尖送出口腔的。

三、拓展训练

（一）朗读词语

用弹发 liǎ、liè、lǜ 的良好感觉大声朗读下列四音节词语。注意气沉丹田，丹田用力发声，喉部放松，后口腔打开，所有字音都送到硬腭前部。声母 l 发音时舌尖中部用力，遇到圆唇韵头或韵腹时，双唇还要用力。一口气读一个词语，词首换气，声断气连。

来龙去脉	狼狈不堪	劳苦功高	泪如雨下	冷若冰霜	离乡背井
量力而行	燎原烈火	裂石穿云	琳琅满目	凌空欲飞	流离失所
龙飞凤舞	漏网之鱼	炉火纯青	乱世佳人	论功行赏	锣鼓喧天
落花有意	驴鸣狗吠	屡试不爽	绿水青山	略见一斑	掠人之美

(二) 朗读诗词

用弹发 liǎ、liè、lǜ 的良好感觉大声朗读下列诗词。注意气沉丹田，丹田用力发声，喉部放松，后口腔打开，所有音节都送到硬腭前部。一口气读一句。句首换气，声断气连。

江雪

（唐）柳宗元

千山鸟飞绝，万径人踪灭。

孤舟蓑笠翁，独钓寒江雪。

己亥杂诗两首

（清）龚自珍

九州生气恃风雷，万马齐喑究可哀。

我劝天公重抖擞，不拘一格降人才。

浩荡离愁白日斜，吟鞭东指即天涯。

落红不是无情物，化作春泥更护花。

渔家傲·秋思

（宋）范仲淹

塞下秋来风景异，衡阳雁去无留意。四面边声连角起，千嶂里，长烟落日孤城闭。

浊酒一杯家万里，燕然未勒归无计。羌管悠悠霜满地，人不寐，将军白发征夫泪。

第二十七课 弹发 à、yì、wù

普通话的音节中有一些的开头是没有辅音声母的零声母音节。由于音节开头没有辅音声母的引领，很多人在读零声母音节时容易出现喉咙用力等问题。为了帮助大家掌握零声母音节的发声要领，本课专门训练弹发没有辅音

声母的音节 à、yì、wù。这三个音节在零声母中是具有代表性的音节：à 代表着开口度较大的主要元音舌位居中的零声母音节，yì 代表着开口度最小的主要元音舌位靠前的零声母音节，wù 代表着开口度较小的主要元音舌位靠后的圆唇零声母音节。

一、训练要领

口鼻同时吸气，气息吸到丹田，从丹田启动发声，喉咙松开，口腔打开，弹发 à、yì、wù。一口气一个音，声音送到硬腭前部，清晰响亮，三个音的声音高低、轻重、长短和音色统一。

二、易出现的问题及纠正方法

（一）喉咙紧张

由于这三个音前面没有辅音声母，许多人在弹发 à、yì、wù 时找不到喉咙放松、通畅发音的感觉，只有通过捏挤喉咙的方法发音，从而形成喉部紧张的毛病。

纠正方法：首先，口鼻同时吸气，找到喉咙放松的感觉，用吸气最后一瞬间喉咙松开的感觉去弹发。其次，用弹发 hě、hà、hài、là、lì、lù 的良好感觉去带发 à、ì、yì，帮助找到丹田启动发声，喉咙放松、通畅地发 à、yì、wù 的感觉。最后，用以错带对法帮助寻找松开喉咙弹发 à、yì、wù 的正确感觉。做法是：先弹发一组捏挤喉咙的 à、yì、wù，再用松开喉咙从丹田启动弹发的声音和气息都通畅的 à、yì、wù。找到正确的方法后，再直接弹发 à、yì、wù。

（二）声音不统一

这组音是弹发音节中难度特别大的一组音，训练中常见起声位置、声音送达位置、声音的高度、响度、音色不统一问题。

纠正方法：首先，发这三个音时的气息控制力度要一致，不能出现有的音气息控制的力度很强，有的音气息控制力度不强的问题。其次，从丹田到双唇的发声通道要完全打通，特别注意通道的起点要放在丹田，通道经过的关键部位——咽喉处要放松并打开，不能捏挤，后口腔要适当增加开度，为声音的顺利送出和获得充分的共鸣提供条件。最后，牢记后音前发、前音后发、扁唇音圆发、圆唇音扁发的要领，把三个音集中送到硬腭前部或者面部。

三、拓展训练

(一) 朗读词语

用弹发 à、yì、wù 训练中获得的良好的发声感觉大声朗读下列词语。注意把起声位置放到丹田，丹田调控发声，喉部放松、打开，后口腔充分打开，每个字音都集中送到硬腭前部。一口气读一个词语，词首换气，声断气连。

阿姨	哀怨	暗语	昂扬	熬夜	讹误	恩爱	而已	偶尔	哇啦	外耳
玩味	网友	威望	文艺	蓊郁	沃野	吴越	押韵	延误	养育	邀约
野味	医用	阴阳	硬卧	永远	由于	雨衣	原油	悦耳	运营	韵味

(二) 朗读诗词

用弹发 à、yì、wù 训练中获得的良好的发声感觉大声朗读下列诗词。注意起声在丹田，丹田调控发声，喉部放松、打开，后口腔充分打开，每个字音都集中送到硬腭前部。特别要注意把后音字词和闭口音字词发得圆润、响亮。一口气读一句，句首换气，声断气连。

峨眉山月歌

（唐）李白

峨眉山月半轮秋，影入平羌江水流。
夜发清溪向三峡，思君不见下渝州。

赠孟浩然

（唐）李白

吾爱孟夫子，风流天下闻。
红颜弃轩冕，白首卧松云。
醉月频中圣，迷花不事君。
高山安可仰，徒此揖清芬。

蝶恋花·答李淑一

毛泽东

我失骄杨君失柳，杨柳轻飏直上重霄九。问讯吴刚何所有，吴刚捧出桂花酒。

寂寞嫦娥舒广袖，万里长空且为忠魂舞。忽报人间曾伏虎，泪飞顿作倾盆雨。

第二十八课　模拟喊口令训练

为了增强声音的穿透力，本课用弹发 1、2、3、4、5、6、7、8 这几个数字，做模拟体育老师喊口令的训练。

一、训练要领

口鼻同时吸气，气息吸到丹田，从丹田处启动发声，喉咙松开，后口腔打开，发声通道畅通，像体育老师喊口令那样有力量、有节奏地弹发 1、2、3、4、5、6、7、8，声音送达眉心处（不是人中处）。一口气一个数字，声音的高低、轻重、长短和音色一致，声音集中，清晰响亮，有穿透力。

二、易出现的问题及纠正方法

（一）喉咙用力

由于强调模拟喊口令时声音的力度，很多人会在弹发 1、2、3、4、5、6、7、8 时情不自禁地把劲儿使在喉咙上，造成喉咙紧张。

纠正方法： 首先，用嘴巴吸气，寻找喉咙放松、畅通的感觉。其次，在弹发这些数字时，要把用力的部位放在丹田，用吸气最后一瞬间的感觉去弹发这些数字。模拟喊口令时，可以把手放在丹田上，提醒自己用丹田发力喊口令。最后，用以错带对法进行训练，帮助找到丹田用力、喉咙放松发声的感觉。做法是：先用喉咙用力捏挤的方式弹发一两个数字，再放松喉咙，丹田用力弹发。找到正确的感觉后再反复弹发这些数字，巩固正确的发声方式。

（二）声音不统一

有的人在训练中会出现有的数字声音响亮，有的不响亮，有的数字声音明朗，有的暗淡，有的数字声音圆润，有的横扁等声音不一致的问题。

纠正方法： 第一，检查弹发每个数字时发声控制的力度是否一致。弹发每个数字之前，气息要补充到位，弹发每个数字时丹田的控制力度要基本一致。第二，检查声音启动的位置是否一致。声音启动的位置不同会造成音色的差异。弹发这些数字的声音启动位置是丹田，每个音都要从丹田启动发声，确保每个数字的发声都有一定的深度，获得同样丰富的共鸣。第三，检查发声的通道是否都打开了。这 8 个数字中有的音开口度较小，比如 1、4、7，容易出现发声通道打不开或打开不充分等问题。因此发这些音时，要特别注意咽喉的松开、通畅，后口腔的充分打开，后口腔要开到这些音没有变成别的音为止的程度。开口度小的音，更要在后口腔打开的前提下"竖"着发音，要有这些字音在口腔里竖立起来的感觉。第四，检查声音送达的位置是否一致。在弹发这些音时，要想象把每个字音都送达面部眉心处，尤其是后音，比如5、6。

这些方法要综合使用。比如4、5常常发不响亮，纠正时就要加强丹田控制，从丹田启动发声，打开后口腔，松开喉咙，竖着发音，使它们竖立起来，获得充分的共鸣，同时声音集中送达眉心。

（三）声音乏力

有的人在练习模拟体育老师喊口令时声音缺少力度，有的字音模糊不清，声音缺少穿透力。

纠正方法：第一，要用吸气后收紧丹田发声的方式，增加气息的密度和发声控制的力度，为有力量的发声提供足够的动力。第二，增加口腔开度，放松喉咙，打通发声通道，可以使声音获得更多的共鸣，使声音变得更响亮。第三，用弹鼻音带发这几个数字，找到声音集中送达面部眉心位置的感觉。第四，发声时，把手放在上腹部和下腹部，感受发声时丹田收紧，上腹部微微向前挺住的感觉，这样的发声方式可以帮助发声者获得比较明亮的声音。第五，发声时适当增加唇舌的力度，声母发音部位的接触面积要尽量窄些，声母的两个发音部位接触时做到"成点成线不成面"。比如发5的时候双唇适当收紧；发6的声母l时舌尖中部与上齿龈点对点接触，弹动有力；发8的声母b时双唇中央那个点用力碰击；发3、4的声母s时舌尖前部一个点用力同齿背对应的那个点接近或接触发音。

（四）节奏拖沓

有的人在用1、2、3、4、5、6、7、8喊口令时，出现慢条斯理、节奏拖沓的问题。

纠正方法：第一，要适当加快发声的节奏，使发出的指令清晰有力、节奏明快。第二，换气的速度要适当加快，丹田在换气前一瞬间放松，快速进气后立即转为收紧的发声状态。

三、拓展训练

（一）喊口令

在能做好弹发1、2、3、4、5、6、7、8的基础上，可以进行更多的喊口令练习，比如完成四个八拍、八个八拍的练习，每个数字用一口气完成：

1、2、3、4、5、6、7、8，2、2、3、4、5、6、7、8。

3、2、3、4、5、6、7、8，4、2、3、4、5、6、7、8。

5、2、3、4、5、6、7、8，6、2、3、4、5、6、7、8。

7、2、3、4、5、6、7、8，8、2、3、4、5、6、7、8。

还可以做模拟喊口令的变化训练。比如一口气完成 4 个音、8 个音甚至更多音的弹发练习，比如：

1234，5678，2234，5678……

12345678，22345678……

（二）朗读诗词

用正确的发声状态大声朗读下列诗词。朗读时，气沉丹田，丹田收紧，松开喉咙，打开后口腔，声音集中送到眉心。句首换气，声断气连。

望天门山

（唐）李白

天门中断楚江开，碧水东流至此回。

两岸青山相对出，孤帆一片日边来。

从军行七首·其四

（唐）王昌龄

青海长云暗雪山，孤城遥望玉门关。

黄沙百战穿金甲，不破楼兰终不还。

江城子·密州出猎

（宋）苏轼

老夫聊发少年狂，左牵黄，右擎苍，锦帽貂裘，千骑卷平冈。为报倾城随太守，亲射虎，看孙郎。

酒酣胸胆尚开张。鬓微霜，又何妨！持节云中，何日遣冯唐？会挽雕弓如满月，西北望，射天狼。

第二十九课　双唇肌肉训练

为了帮助发声，特别是提高吐字的力度，增加说话的清晰度，需要对唇舌的肌肉进行必要的练习。本课主要进行双唇肌肉的训练。

一、训练要领

(一) 喷

吸气，双唇紧闭，力量集中于双唇中央，阻住气流，然后突然喷发出一个无声带颤动的 p 音。反复训练，喷的次数以不太难受为度。

(二) 咧

双唇紧闭向前噘起，口形收到最小，然后往左右两边伸展咧嘴，不能露出牙齿。反复练习，咧的次数以不太难受为度。

(三) 撇

双唇紧闭向前噘起，口形收到最小，然后尽力向左歪、向右歪、向上抬、向下压。向左、右歪的次数相等，上抬、下压的次数一样。练习时不能露出牙齿。反复训练，撇的次数以不太难受为度。

(四) 绕

双唇闭合向前噘起，口形收到最小，牙关松开，然后顺时针、逆时针作360°的转圈运动，顺时针、逆时针所转圈数相等。练习时不能露出牙齿。唇不能收得太紧，否则会转不动。反复训练，顺时针和逆时针绕唇的次数以不太难受为度。

(五) 逼

吸气，双唇紧闭。在保持双唇特别紧张的情况下，一点点地逼出气息，利用双唇和气息的对抗，发出一个个的"bu"音。注意，发出"bu"音时声带不振动。逼出数个"bu"音后，双唇有酸、软、累的感觉，说明训练已有效果。反复训练，练习的次数以不太难受为度。

二、易出现的问题及纠正方法

(一) 喷吐无力

很多人初学"喷"这个动作时喷发的 p 音没有力量。

纠正方法：发 p 时，双唇必须用力紧闭，要把力量集中在双唇中部去阻气。

(二) 咧嘴幅度太小

有的人在初学时咧嘴的幅度太小，不能达到训练肌肉圆展变化能力的目的。

纠正方法：可照着镜子练习，有意识地把口形撮到最小，然后咧到最大。

(三) 撇嘴幅度不够

有的人因肌肉的灵活度不够造成左右撇嘴、上抬下压唇的幅度太小，甚至会出现只能向一方撇嘴的现象。

纠正方法：可以照镜子练习。也可以用干净的手推送唇部肌肉帮助撇嘴，待掌握方法后直接用唇练习。

(四) 双唇转动困难

有的人因肌肉不够灵动而不能使唇转动起来，有的人只能向顺时针或逆时针一个方向转圈。

纠正方法：照着镜子，用干净的手帮助推送肌肉做双唇转圈练习。待掌握方法后直接用唇练习。

(五) 发不出"bu"音

有的人因为唇不使劲或用不上劲，发不出"bu"音。

纠正方法：练习时双唇紧闭，上下槽牙打开，在口腔中为气息留出聚集的空间，双唇中央用力，双唇与气流形成对抗，逼出"bu"音。注意，在发"bu"的过程中腮帮子不鼓气。

三、拓展训练

(一) 朗读词语

气沉丹田，丹田控制气息。喉部放松，打开后口腔，声音通畅、集中，送达硬腭前部。一口气读一个词语，词首换气，声断气连。读双唇音 b、p、m 时，双唇中央内缘用力。读唇齿音 f 时，上门齿尖与下唇内缘中部用力。读圆唇音 u、ü 及以 u、ü 起音的韵母时，双唇拢圆形成褶皱并适当用力，提起颧肌，使双唇与面部肌肉形成对抗。

表白	禀报	攀爬	澎湃	麻木	面膜	芳菲	吩咐	敦促	夺冠	推算
脱轨	逐鹿	无数	吕剧	女婿	夸瓜	耍滑	堕落	阔绰	绝学	雀跃
怀揣	外快	归队	坠毁	均匀	逡巡	艰险	偏见	贯穿	酸软	轩辕
圆圈	春笋	昆仑	动容	同宗	窗框	双簧	翁仲	蕹菜	炯炯	穷凶

（二）朗读绕口令

气沉丹田，丹田控制气息。喉部放松，打开后口腔，声音通畅、集中，送达硬腭前部。一口气读一句，句首换气，声断气连。读双唇音时，双唇中央内缘用力。读唇齿音时，上门齿尖与下唇内缘中部用力。读圆唇音韵母时，双唇拢圆形成褶皱并适当用力，提起颧肌，使双唇与面部肌肉形成对抗。

八百标兵奔北坡

八百标兵奔北坡，炮兵并排北边跑。炮兵怕把标兵碰，标兵怕碰炮兵炮。

白庙和白猫

白庙外蹲一只白猫，白庙里有一顶白帽。白庙外的白猫看见了白帽，叼着白庙里的白帽跑出了白庙。

粉红墙上画凤凰绕口令

粉红墙上画凤凰，凤凰画在粉红墙。红凤凰、粉凤凰，红粉凤凰、花凤凰。红凤凰，黄凤凰，红粉凤凰，粉红凤凰，花粉花凤凰。

画圆圈

圆圈圆，圈圆圈，圆圆娟娟画圆圈。娟娟画的圈连圈，圆圆画的圈套圈。娟娟圆圆比圆圈，看看谁的圆圈圆。

（三）朗读诗词

按朗读上面绕口令的要求朗读下列诗词。

逢入京使

（唐）岑参

故园东望路漫漫，双袖龙钟泪不干。
马上相逢无纸笔，凭君传语报平安。

古从军行
（唐）李颀

白日登山望烽火，黄昏饮马傍交河。
行人刁斗风砂暗，公主琵琶幽怨多。
野云万里无城郭，雨雪纷纷连大漠。
胡雁哀鸣夜夜飞，胡儿眼泪双双落。
闻道玉门犹被遮，应将性命逐轻车。
年年战骨埋荒外，空见蒲桃入汉家。

一剪梅·雨打梨花深闭门
（明）唐寅

雨打梨花深闭门，孤负青春，虚负青春。赏心乐事共谁论？花下销魂，月下销魂。

愁聚眉峰尽日颦，千点啼痕，万点啼痕。晓看天色暮看云，行也思君，坐也思君。

第三十课　舌头肌肉训练

舌头是发音时在口腔内用得最多的器官。普通话的舌尖前音声母 z、c、s，舌尖中音声母 d、t、n、l，舌尖后音声母 zh、ch、sh、r，舌面音声母 j、q、x，舌根音声母 g、k、h，以及 39 个韵母，都要用到舌头的相应部位。为了提高舌头发音的灵活度和力度，本课进行舌头肌肉训练。

一、训练要领

（一）伸

提起颧肌，打开口腔，舌体收拢，舌尖向前、向左、向右、向上、向下适当用力伸展。向左、向右伸展的次数相同，向上、向下伸展的次数一致。训练时，舌头每向一个方向伸出后，要收回口腔，再做下一个动作。

（二）顶

闭唇，舌尖用力向左、向右顶口腔内颊，向左、向右顶的次数相等。

（三）弹

口微开，舌尖及舌面前部上抬贴住硬腭前部，然后用力弹开打响，发出类似"dɑ"的音。

（四）刮

舌尖抵住下齿后背，舌体贴住上门齿，舌头沿自身中纵线向前上方挺起，上门齿沿轻刮舌叶、舌面，使舌面逐渐上挺隆起，随着舌面的隆起，口腔逐渐打开。

（五）转

首先闭唇，把舌尖伸到齿前唇后的位置，然后使舌尖在唇齿之间沿顺时针方向环绕360°，再沿逆时针方向环绕360°，交替进行。练习过程中，舌头要用力，唇要绷紧，不能露出舌头和牙齿。

上述各项的训练次数以自己不觉得难受为宜。

由于受遗传因素影响，有的人做不出卷舌和立舌的动作，故本课不涉及这两项内容。

二、易出现的问题及纠正方法

（一）动作不灵活

由于动作不够熟练，多数人可能出现伸舌、刮舌和转舌动作不够灵活的问题。

纠正方法：只有通过反复练习来解决，熟能生巧。训练时舌头的力度要适中，不能拉伤舌头，也不能动作幅度太小，达不到训练的目的。

有的人担心自己的舌头太长或过短。其实，只要不影响发声与发音，舌头的长短并不重要。

（二）弹舌头的声音不响亮

很多人初学弹舌头时出现声音不清脆、不响亮的问题。

纠正方法：训练时舌尖和舌面前部要用力接触硬腭前部，然后突然弹开。有的人需要长期训练，才能把声音弹响亮。

三、拓展训练

（一）朗读词语

气沉丹田，丹田控制气息。喉部放松，打开后口腔，声音通畅、集中，送达硬腭前部。一口气读一个词语，词首换气，声断气连。读字头时，声母的发音部位接触面要窄，且把着力点置于声母发音部位的中线位置，要结合韵母的四呼朗读，特别要注意读圆唇音 u、ü 及以 u、ü 起音的韵母（合口呼、撮口呼）时，双唇拢圆形成褶皱并适当用力，提起颧肌，使双唇与面部肌肉形成对抗。

栽赃	造作	自尊	总则	走卒	残存	苍翠	草丛	层次	措辞
洒扫	三思	僧俗	诉讼	琐碎	歹毒	抖动	断定	丢掉	跌宕
弹跳	天堂	听筒	图腾	推脱	拿捏	男女	恼怒	能耐	袅娜
来临	蓝缕	理论	玲珑	罗列	战争	招致	忠贞	周转	追逐
长春	超车	成虫	穿插	橱窗	闪烁	上升	神圣	手术	顺势
扰攘	仍然	柔韧	如若	闰日	洁净	救济	近郊	拒绝	窘境
强权	请求	秋千	蜷曲	群起	狭小	信息	兴修	虚线	玄想
改革	钢轨	公馆	规格	光棍	刊刻	夸口	宽阔	矿坑	困苦
含混	行话	横祸	后悔	恍惚	昂扬	耳蜗	阴影	武威	域外

（二）朗读绕口令

气沉丹田，丹田控制气息。喉部放松，打开后口腔，声音通畅、集中，送达硬腭前部。一口气读一句，句首换气，声断气连。读字头时，声母的发音部位接触面要窄，且把着力点置于声母发音部位的中线上，要结合韵母的四呼朗读，特别要注意读合口呼和撮口呼韵母时，双唇拢圆形成褶皱并适当用力，提起颧肌，使双唇与面部肌肉形成对抗。

学好声韵辨四声

学好声韵辨四声，阴阳上去要分明。
部位方法须找准，开齐合撮属口形。
双唇班报必百波，舌尖当地斗点丁；
舌根高狗坑耕故，舌面积结教坚精；
翘舌主争真至照，平舌资则早在增；
擦音发翻飞分复，送气查柴产彻称；
合口呼午枯胡古，开口河坡歌安争；
撮口虚学寻徐剧，齐齿衣优摇业英；
前鼻恩因烟弯稳，后鼻昂迎中拥生。
咬紧字头归字尾，不难达到纯和清。

（三）朗读诗歌

用朗读绕口令的方法朗读下列诗歌。

凉州词

（唐）王翰

葡萄美酒夜光杯，欲饮琵琶马上催。

醉卧沙场君莫笑，古来征战几人回？

天末怀李白

（唐）杜甫

凉风起天末，君子意如何。

鸿雁几时到，江湖秋水多。

文章憎命达，魑魅喜人过。

应共冤魂语，投诗赠汨罗。

宣州谢朓楼饯别校书叔云

（唐）李白

弃我去者，昨日之日不可留；

乱我心者，今日之日多烦忧。

长风万里送秋雁，对此可以酣高楼。

蓬莱文章建安骨，中间小谢又清发。

俱怀逸兴壮思飞，欲上青天揽明月。

抽刀断水水更流，举杯销愁愁更愁。

人生在世不称意，明朝散发弄扁舟。

第三十一课　声音的高低变化训练

　　在发声活动中，根据腹肌的支持力度大小，可以把发声控制分为强控制、弱控制和中等控制。腹肌的支持力强，与膈肌的对抗力大，胸腔内的气息压力大，发出的声音较强的控制方式就是强控制。相反，腹肌的支持力弱，与膈肌的对抗力小，胸腔内的气息压力小，发出的声音较弱的控制方式就是弱控制。居于两者之间的控制力度不强不弱，就是中等控制。

　　前面的发声训练，多要求声音响亮、扎实，主要进行的是强控制训练。

因为强控制训练更利于初学者找到丹田控制、气息支撑、喉咙畅通、声音响亮扎实的感觉。生活和工作中的用声，在音高、音强、音长和音色上有不同的需求，所以不能只会强控制发声，还应该掌握变化声音的技能。本课主要学习音高变化的方法，以便进一步掌握强控制的技巧，同时学习中等控制和弱控制的方法。音高，指声音的高低，音高变化，包括了声音的上升和下降两个部分。

一、训练要领

首先用正确的方法弹发响亮的中音 hē、hà、hài，一口气弹发一个音。然后以半音为阶梯，以这三个音为一组音，从中音往高音一组一组地上升，直到自己能发的最高音为止。最后再一组一组地往下降，经过中音，降至最低音时止。发音时一口气弹发一个音，每个音之间的时间间隔基本一致，每组音内各音节的高低、轻重、快慢和音色基本相同。声音越高，发声控制越强，丹田收得越紧，气息的密度越大，咬字的力度越小；反之，声音越低，发声控制越弱，丹田越放松，气息的密度越小，咬字的力度越大。

掌握了弹发 hē、hà、hài 的音高变化的要领后，再用同样的方法弹发以下几组音节：

> yà、yè、yuè，
> hē、hà、huò，
> là、lì、lù，
> liā、liè、lǜ，
> à、yì、wù。

上述音节的弹发能做好后，还可以自己找一些音节做弹发训练。

二、易出现的问题及纠正方法

做本练习时，容易出现下列问题：

（一）高音问题多

做音高变化练习时，发高音是一大难点。因为高音对气息的控制和声音位置都有较高要求，所以即使弹发中音没有困难，发高音也会出现多种问题，例如高音上不去、高音喊叫、发高音时声音往后"躲"。

纠正方法：第一，高音上不去的应对方法。高音上不去与很多因素有关，比如气息不足，嗓子紧，先天的嗓音条件限制等。气息不足的人，应该强化丹田气的控制训练。声音越高，气息的位置就越深，丹田气的密度也越大，所以丹田就会收得越紧。不过，只有到了发最高音时丹田才收得特别紧，并且从中音向高音上升时，丹田是逐渐加力的，不是发到某个音时突然加力收得很紧。发不同音高的声音，丹田控制的力量不同，这种声音和丹田控制力的协调技能不是一下就能掌握的，需要耐心、大胆地尝试，需要长期练习。高音上不去的人，还可能是因为开始找不到声音送达的位置。可以在发声时想象声音从低到高送达的位置是面部中线上，中音可以安放在鼻尖，高音从眉心开始，最高音放在发际或者头顶，因人而异。高音上不去的先天因素主要取决于个人的发声器官构造，有人的嗓子天生就是一个中音，就没有必要使劲去练习高音。声音类型的鉴定需要专业人士来做。教学实践中我们经常遇到这种情况：自己觉得是中音的人，经过训练也能发出很高的音。这可能是对自己嗓音条件认识有误使然，也可能是长期发不好高音故而认为自己就是个中音所致。肺活量不足的人，应该适当运动，扩大肺活量。

第二，发高音时喊叫的应对方法。有的人发高音的时候会出现声嘶力竭地喊叫现象，往往声音越高喊叫越厉害。遇到这种情况，训练者要提醒自己：音高训练时一般不扩大音量。也就是说，发高音时尽量不要扩大音量。另外，发高音时很多人容易出现嗓子紧的问题。对于这种问题，训练者要首先解决气息的支撑问题，然后在强而有力的气息支持下，找准高音在面部或者头上的位置。发高音时喉部是放松的，而不是捏挤喉咙。还有，发高音时，先确定声音位置是在面部中线的某个点，比如眉心，或者再高一些的某个点，然后把声音送到这个点上，下一个音再高一点。要用从上往前下方"盖"的方式发高音，而不是从下往上"提"的方式发高音。

第三，发高音时声音往后"躲"，声音不能响亮，甚至要使用捏挤嗓子的应对方法。一般来说，有此问题的人首先会有一种畏惧发高音的心理，因此先要解除这种心理，相信自己能发好高音。自信是做好一切事情的前提。要敢于去尝试和挑战高音，当然方法得正确。然后，发高音时要想象声音是向面部的前上方"顶"的，而不是向头部后上方"躲"的、后撤的，同时气沉丹田，丹田收紧，给足气息。发高音时，还可以想象声音从丹田启动送到面部某个点，再向前抛向远方，同时用手势引导声音向前上方抛送出去。

(二) 低音问题也多

在弹发 hē、hā、hài 等几组音的下行音时，特别是进入低音区时往往会出现以下问题：低音下不去、低音压喉、低音太弱且音色暗淡。

纠正方法：第一，低音下不去的应对方法。这主要跟气息有关。比如，发低音时，丹田放不松，声音就会下不来。因此弹发到低音阶段时，丹田要放松，但也不能没有控制，也就是要放松地控制气息，而不是像发高音那样收紧丹田控制气息。当然，气息量太少也不利于弹发低音。丹田松到什么程度，气息量少到何种地步，需要训练者通过不断练习，建立气息与声音的平衡关系，做到一定高度和强度的声音所用的丹田控制和气息的数量刚好够发这个音。还有一些人是因为先天条件的原因，即本来嗓音偏高，发低音就有困难。受自身条件限制的人，要尊重自己的嗓音条件，不能蛮干。训练低音要有耐心，要一点一点地往下拓展声音。就普通职业嗓音工作者而言，比如教师、销售人员、窗口行业的服务人员等，工作和生活中使用中音区最多，如果发高音和低音有困难，也不必太纠结。

第二，低音压喉的应对方法。首先，加强气息的控制，这种控制是弱控制，丹田收得并不紧，有时甚至只是丹田有点感觉而已。注意，弱控制并不是没有控制。其次，发声时，即使是声音的最低点也不能收到喉咙里，可以把手指放在人中处来引导声音，最低音的位置一般不能低于人中。

第三，低音太弱且音色暗淡的应对方法。很多人的这个问题是因为发低音时气息的支持不够造成的，所以要加强声音的弱控制训练。可以多进行从中音往下降的训练，训练时，随着声音的逐渐下降，丹田也逐渐放松。至于音色暗淡的问题，则要提醒自己，声音必须送到面部，而不是声音越低，越往喉咙里收，即使是最低音也要有一定亮度。

（三）声音不统一

训练中，常常出现这几组音的声音有的明朗响亮，有的暗淡无光，有的过分用力，有的不够柔和等问题。由于这几组音中 hē、hà、hài，yà、yè、yuè 的元音舌位没有靠后的，且主要元音的开口度较大，所以容易发得明朗、响亮，因而难度相对较低。后面几组音中除了后音的发音问题外，还有 là、lì、lù、lià、liè、lǜ 在发高音时容易出现因发母 l 需要舌尖用力而带动舌根也用力的问题，特别是发 lù 和 lǜ 时唇部还要用力，更容易出现这个问题。此外，在做 à、yì、wù 的音高变化时，由于音节开头没有辅音，很容易出现发高音时声音上不去，找不到声音位置等问题。就是这种种原因，造成了几组音的声音不统一。

纠正方法： 首先，发 là、lì、lù、lià、liè、lǜ 几个音节的高音时，要在吸好气息的基础上收紧丹田，给高音以充沛的动力。在此基础上，注意适当降低舌尖的弹动力度，放松喉部，打通发声通道。弹发 lǜ 时要适当增加后口腔的开度，同时双唇要适当用力。其次，做好 à、yì、wù 的音高变化训练。如果能够发好 là、lì、lù，可以先用它们来带发 à、yì、wù，然后再直接做 à、yì、wù 的音高变化训练。如果 là、lì、lù 的弹发还不够理想，可以用 hē、hà、hài 来带发。此外，做 à、yì、wù 的音高变化训练，还要注意树立声音在面部"着力"的意识，发声时在气息的支持下，想象声音是被"啃"或"叼"在面部中线上的。

（四）声音上行时越来越快

有的人做爬高训练时，会出现声音越高速度越快的问题。

纠正方法： 由于越发越快，就容易出现气息补充不够的问题，甚至是气息越来越浅，这样会造成很多其他问题，比如声音越来越紧，高音上不去等。训练者首先要控制好发声的节奏，提醒自己以中等速度上行。必要时可以通过回听自己的录音来查看是不是有这个问题。还可以在训练时请老师或同伴帮忙听听，若有问题，及时调整发声的节奏。

（五）声音下降时幅度太大

有的人做声音下行训练时会突然从高音跳降到中音，下降的幅度太大。之所以不做这种跳降式发声训练，是因为我们要掌握不同音高的气声匹配技巧。

纠正方法： 训练者要提醒自己，下行时速度不能太快，发完高音后，不能迅速放松发声的状态，要一个半音一个半音地往下降，丹田的控制也是随着声音的下降一点一点地放松的，声音在面部的位置也是一点一点降低的。训练者可以听听自己的训练录音，也可以找教师或同伴帮忙听辨。

三、拓展训练

（一）四音节词语音高变化练习

根据前述几组音节的音高变化方法，以下列每个词语为单位，做词语的音高变化练习。训练时，从中音开始，逐渐升到高音，再从高音逐步下降到低音。

> 海角天涯　海阔天空　排山倒海　来龙去脉　百步穿杨　浴血奋战

（二）诗歌的音高变化练习

以下列诗歌为训练材料，做声音的高低变化训练，注意声音变化时的丹田松紧变化和声音在面部的位置变化。训练步骤：

第一，由低到高练习：第一句低音起，第二句中音，第三句高音，第四句最高音。

第二，由高到低练习：第一句最高音起，第二句高音，第三句中音，第四句低音。

第三，高低音交替练习：首先练习：第一句低音，第二句高音，第三句低音，第四句高音。然后练习：第一句高音，第二句低音，第三句高音，第四句低音。

第四，根据诗歌的思想情感，变化朗读的音高。

石灰吟

（明）于谦

千锤万击出深山，烈火焚烧若等闲。

粉身碎骨全不怕，要留清白在人间。

饮湖上初晴后雨

（宋）苏轼

水光潋滟晴方好，山色空蒙雨亦奇。

欲把西湖比西子，淡妆浓抹总相宜。

泊船瓜洲

（宋）王安石

京口瓜洲一水间，钟山只隔数重山。

春风又绿江南岸，明月何时照我还？

第三十二课　声音的强弱变化训练

在生活或工作中，人们因为场合、情绪等因素的影响，有时需要使用很强很响亮的声音，有时又会使用比较弱小的声音，很多时候是使用中等音量的声音。本课主要训练声音的强弱变化，以提升适应不同场合音量需求的能力。

一、训练要领

松开嘴巴，口鼻同时吸气，气息吸到丹田，从中等音高开始弹发 hē、hā、hāi，在基本保持声音高度不变的前提下由弱到强、由近及远地弹发这组音，一口气弹发一个音节；然后再由强到弱、由远及近地弹发这组音。声音越强，丹田收得越紧，声音越弱，丹田越放松，但始终要有丹田的控制。能做好这个训练后，再用同样的方法弹发 yà、yè、yuè，yì、à、à、yì、wù 这几组音。

能做好上述练习后，再做呼喊练习。可以作为呼喊训练的语言材料很多，这里以呼喊"开船啦"为例加以说明。松开嘴巴，口鼻同时吸气，气息吸到丹田，从中等音高开始，想象面对不同距离的人说"开船啦"：对就在面前 1 米以内的人说"开船啦"，对 10 米处的人说"开船啦"，对 30 米处的人说"开船啦"，对 50 米处的人喊"开船啦"，对 80 米处的人喊"开—船—啦—"，对 100 米处的人喊"开——船——啦——"，对 150 米处的人喊"开———船———啦———"，对 200 米外的人喊"开————船————啦————"。然后再依次向 200 米外、150 米处、100 米处、80 米处、50 米处、30 米处、10 米处、1 米以内的人说"开船啦"。能做好上述训练后，再做向想象中的任意距离呼喊的声音强弱变化训练。

二、易出现的问题及纠正方法

这个训练中容易出现的问题主要有如下几种。

(一) 声音越强，嗓子越紧

有的人没有掌握发强声的要领，往往会在声音增强时情不自禁地捏挤嗓子发声，这样，不仅强音不动听，发声也难以持久，甚至有的人出现呼喊几声就喉咙痒、咳嗽等问题。

纠正方法： 首先，练习要遵循"循序渐进"的原则。当中等音强的弹发和呼喊训练能做好后，再做大音量、远距离的弹发和呼喊训练。其次，要得法。声音越强，对气息的密度要求就越高，因此丹田就收得越紧；声音越强，共鸣的空间就应该越大，所以口腔的开度就要增加，想象中的发声通道——从丹田到口腔前部的通道，就要越大；声音越强，越要放松喉部，越要把注意力放到丹田的控制力上。

(二) 声音越强，音高越高

一般情况下，人们在说话时扩大音量还会提高声音，但这样做很容易加重嗓子的负担，出现高音大嗓的喊叫，使嗓子受到损伤。

纠正方法： 第一，把高音训练和音量训练分开做，也就是说，做加大音量的训练时不能拔高音高，做高音训练时不加大音量。第二，做呼喊训练时，从中等音高开始，想象由近及远向不同距离呼喊，同时不提高音高，然后再做由远及近的呼喊训练。第三，还可以由中等音高起音，想象面对不同数量的人群呼喊，注意避免扩大音量就拔高音高的做法。

(三) 声音忽强忽弱

初学声音的强弱训练时，应该按照由弱到强、再由强到弱地变化声音的训练步骤。有的人会出现声音忽弱忽强的问题，听起来缺少控制。

纠正方法：训练时找到不同距离的参照物，想象向这些参照物所在的位置由近及远、由弱到强地弹发音节和呼喊，再由远及近、由强到弱地弹发和呼喊，注意丹田的控制力度随着声音的变化而改变。

三、拓展训练

（一）由近及远、由远及近地喊人

由近及远、由远及近地向不同距离处喊人，注意气沉丹田，喉部放松，口腔打开，声音送达面部中线，丹田的控制力度随声音而变化：

阿来……

阿兰……

阿毛……

阿强……

阿刚……

（二）想象面对不同数量的人群朗诵诗词

想象面对几个人、10人、30人、50人、100人、200人、数百人、上千人朗诵下列诗词，体会发声状态和声音的强弱变化。

马诗二十三首·其五

（唐）李贺

大漠沙如雪，燕山月似钩。

何当金络脑，快走踏清秋。

竹石

（清）郑燮

咬定青山不放松，立根原在破岩中。

千磨万击还坚劲，任尔东西南北风。

清平乐·六盘山

毛泽东

天高云淡，望断南飞雁。不到长城非好汉，屈指行程二万。

六盘山上高峰，红旗漫卷西风。今日长缨在手，何时缚住苍龙？

第三十三课　声音的虚实变化训练

在生活和工作中，多数人使用较多的声音是实声，但有时也会用到虚声。实声是指发声时声带完全闭合发出来的实实在在的比较明朗的声音；虚声则是发声时声带没有完全闭合发出来的气流多于声音的柔和、不太响亮的声音。前面进行过虚声的 ā 和实声的 ā 的专门训练，本课主要进行虚声和实声的交替变化训练。

一、训练要领

第一步，找到实声和虚声的发声差别。

第一，松开嘴巴，口鼻同时吸气，气息吸到丹田，从丹田起声发一个哈气的 ā 音。第二，用正确的呼吸方式从丹田起声发一个虚声的 ā，接着再用正确的呼吸方式从丹田起声发一个实声的 ā 音，体会虚声 ā 和实声 ā 在气息的运用、声音的色彩上的不同。也可以用弹发 hè、hà、hài 等音节来感受实声和虚声的差异。还可以用"海带、海洋"等开口度相对较大的比较好发的词语来感受。

第二步，进行实声和虚声的转换训练。下面以朗读唐代王之涣的《凉州词》为例说明：

> 黄河远上白云间，一片孤城万仞山。
> 羌笛何须怨杨柳，春风不度玉门关。

首先，第一句用实声，第二句用虚声，第三句用实声，第四句用虚声。

> （实声）黄河远上白云间，
> （虚声）一片孤城万仞山。
> （实声）羌笛何须怨杨柳，
> （虚声）春风不度玉门关。

其次，第一句用虚声，第二句用实声，第三句用虚声，第四句用实声。

> （虚声）黄河远上白云间，
> （实声）一片孤城万仞山。
> （虚声）羌笛何须怨杨柳，
> （实声）春风不度玉门关。

再次，一句内的实声与虚声交替练习：

（实声）黄河（虚声）远上（实声）白云（虚声）间，
（实声）一片（虚声）孤城（实声）万仞（虚声）山。
（实声）羌笛（虚声）何须（实声）怨（虚声）杨柳，
（实声）春风（虚声）不度（实声）玉门（虚声）关。

最后，一句内的虚声和实声交替练习：

（虚声）黄河（实声）远上（虚声）白云（实声）间，
（虚声）一片（实声）孤城（虚声）万仞（实声）山。
（虚声）羌笛（实声）何须（虚声）怨（实声）杨柳，
（虚声）春风（实声）不度（虚声）玉门（实声）关。

当能自如地变化虚声和实声以后，就可以根据作品的思想和情感去变化声音了。

需要说明的是，虚声和实声是声音的两极，它们各自都有不同的层次和色彩。

二、易出现的问题及纠正方法

这个训练中容易出现的问题主要有以下几种。

（一）虚声质量不高

有的人在初学发虚声时，容易出现虚声质量不高的问题，包括气息较浅，虚声漂浮；喉部捏挤，虚声不畅；虚声位置靠后，送不出去；虚声发散，气流和声音不集中等。

纠正方法：首先，从认识上看，发虚声也要像发实声那样，气息要吸得深，发声时丹田要有控制。其次，发虚声时的气息也要集中，气息跟发实声时的区别在于密度不及实声，数量大于实声。再次，虚声的起声在丹田，气流通过喉咙时也要有通畅的感觉，不能把起声的位置提到喉咙。最后，虚声的声音位置也应该设置在面部，气流和声音也要送到面部中线上，不能后撤到喉咙里。

（二）虚声不虚，实声不实

有的人在刚做虚声和实声交替变化训练时，容易出现虚声不虚，实声不实的问题。

纠正方法：首先，要清楚地意识到，虚声和实声是两种不同色彩的声音，它们有明显的区别。其次，开始训练声音的虚实变化时，应该先找到虚声和实声的区别。可以通过由哈气 ā 过渡到虚声 ā 再过渡到实声 ā 的训练来寻找虚声和实声的区别，然后再直接发虚声的 ā 和实声的 ā，强化对虚声和实声的感受。在能准确地发出虚声 ā 和实声 ā 的基础上，再进行诗句中的实声和虚声的变化训练。

（三）虚声与假声混淆

有的人在进行虚声训练时常常把虚声发成了假声。

纠正方法： 第一，要清楚虚声和假声这两个概念。假声是同真声相对的概念。假声是成人的最高声区，比如男性歌手李玉刚反串女声的演唱声音就是假声，女性也可以发出假声，人们自然说话的声音就是真声。虚声是与实声相对的概念。虽然发虚声时声带也不会完全闭合，但是胸腔是可以起共鸣作用的，尤其是在中低音区的虚声。此外，虚声还可以是声带不振动的纯虚声，假声不可能这样；在高音区，虚声有可能会用上一些假声的色彩。第二，再进行虚声和假声的区分性训练。可以用音节、词语或者古典诗词进行练习。

三、拓展训练

按照朗读王之涣《凉州词》的虚实变化方法朗读下列诗歌：

登幽州台歌

（唐）陈子昂

前不见古人，后不见来者。
念天地之悠悠，独怆然而涕下。

从军行七首·其五

（唐）王昌龄

大漠风尘日色昏，红旗半卷出辕门。
前军夜战洮河北，已报生擒吐谷浑。

芙蓉楼送辛渐

（唐）王昌龄

寒雨连江夜入吴，平明送客楚山孤。
洛阳亲友如相问，一片冰心在玉壶。

第三十四课　声音的快慢变化训练

　　在日常生活中，有的人性子急，说话发声就快，有人是慢性子，说话发声就慢，还有很多人说话发声不快不慢，这是天性使然。但在工作中，有时需要声音有快慢变化，这就需要通过训练提升声音快慢的调控能力，使发声活动快而不乱，慢而不断，让人听着舒服。

　　慢速发声是快速发声的基础。现代诗文，尤其是现代文的句子长短不一，停顿位置不固定，节奏变化大，语气复杂，快速表达甚至是正常语速表达时因各种因素的制约，会出现许多发声问题。为了降低发声的难度，我们需要把句子切分为一个个节奏单元，先进行慢速发声训练，待技巧熟练后再用正常语速甚至是偏快的语速表达。

　　节奏单元，是指发声过程中根据语句的韵律、意义、结构特点和表达需要对语句进行切分所形成的以词或短语为单位的语音片段。一个句子可以只有一个节奏单元（通常指短句或快语速时），也可以有多个节奏单元。最小的节奏单元只有一个词，较大的节奏单元可以有四五个词。①

一、训练要领

　　首先，切分节奏单元。节奏单元是一个综合考虑了生理、心理、表达、语音、语义、语法的概念，因此，切分汉语的节奏单元应该充分依据语义、语音特征、语法和表达技巧。例如，下面这段话中每一条横线上的词语就是一个节奏单元：

　　对于一个　在北平 住惯的人，像我，冬天 要是不刮风，便是奇迹；济南的冬天 是 没有风声的。对于一个 刚由伦敦 回来的人，像我，冬天 要能 看得见日光，便是怪事；济南的冬天 是响晴的。自然，在热带的地方，日光是 永远那么毒，响亮的天气，反有点 叫人害怕。可是，在北中国的冬天，而能有温晴的天气，济南 真得算个 宝地。（节选自老舍《济南的冬天》②）

　　其次，以节奏单元为单位，进行慢速朗读训练，一个节奏单元用一口气完成。最后，确定每句话换气的位置，按正常语速朗读。

① 杨小锋. 语言艺术发声节奏单元论 [J]. 四川师范大学学报（社会科学版），2010，37（5）：57-62.
② 老舍. 济南的冬天 [M]. 武汉：长江文艺出版社，2018：3.

现代诗歌的节奏单元划分，可以参照上面短文的节奏单元划分方法进行。例如：

它象 圆形的 古城堡
远远看去 是 四层的楼房，
每层都有 几十个 高大的门窗
里面的圆周 是 石砌的看台
可以容纳 十多万人 来观赏。
（节选自艾青《古罗马的大斗技场》）

再如：

我 是你河边上 破旧的 老水车，
数百年来 纺着 疲惫的歌；
我 是你额上 熏黑的矿灯，
照你 在历史的隧洞里 蜗行 摸索；
（节选自舒婷《祖国啊，我亲爱的祖国》）

二、易出现的问题及纠正方法

（一）速度越来越快

节奏单元的朗读，关键在于一个慢字。因为只有放慢速度，才能注意到气息、声音、字音和句子的意思与感情等问题。但是，人们平常很少这样慢速地朗读和说话，很多人会不习惯，往往会越读越快，越快就越不能注意到换气、发声等问题。

纠正方法：首先，意识上提醒自己，这个训练的关键在于放慢速度。其次，可以用计时训练的方法。也就是说，在进行节奏单元朗读训练时，用秒表计时，每分钟120字左右。如果超过这个速度，就要主动放慢些。最后，在进行慢速节奏单元朗读训练时，要主动调整好发声的状态，补气到位，保持丹田的控制，气息和声音的畅通，声音送达硬腭前部。

（二）随意补充气息

由于驾驭气息的能力不足，加上长期的随意换气习惯，有的人在做这项训练时会出现随意补充气息的问题。

纠正方法：首先，要准确进行节奏单元的划分。尽管节奏单元的划分常常并不具有唯一性，也就是说，有时因速度和对句子理解的差异，加上句子的停顿本身也可能不具备唯一性的特征，所以会出现不同人对同一段话进行节奏单元切分时不一致的现象，但是节奏单元的切分也是有要求的。一个词往往不能被随意切分开来，节奏单元的切分只能出现在词与词的边界上。例如"在那遥远的地方"，可以切分为"在那　遥远的地方"，不能切分为"在那遥　远的地方"。在发声训练中，初学者往往因多种原因而出现随意换气的问题。这就需要训练者首先要切分好节奏单元。其次，根据已经切分好的节奏单元进行节奏单元的慢速朗读训练，以节奏单元为单位换气。最后，在经过慢速朗读节奏单元的训练后，进行正常语速的短文朗读前，还要注意节奏单元的合并问题。由于在正常朗读时语速比慢速朗读时更快，一个句子里的节奏单元数量就会减少，因而存在节奏单元的合并问题。例如，用正常语速朗读上面那段短文时，有的节奏单元会合并在一起，出现这样的变化：

对于一个　在北平住惯的人，像我，冬天 要是不刮风，便是奇迹；济南的冬天 是没有风声的。对于一个 刚由伦敦回来的人，像我，冬天 要能看得见日光，便是怪事；济南的冬天 是响晴的。自然，在热带的地方，日光是永远那么毒，响亮的天气，反有点 叫人害怕。可是，在北中国的冬天，而能有 温晴的天气，济南 真得算个宝地。（节选自老舍《济南的冬天》）

无论怎样合并，换气是不会随意进行的，一般都出现在节奏单元之间。

三、拓展训练

（一）绕口令训练

首先用较慢语速朗读下列绕口令，然后再用较快语速朗读，最后用不快不慢的语速朗读。

颠倒歌

咬牛奶，喝面包，夹着火车上皮包。东西街，南北走，出门看见人咬狗。拿起狗来打砖头，又怕砖头咬我手。

一场空

抬头看，满天星，低头看，一道坑。坑里看，栽满葱，葱上看，冻着冰。屋里看，点着灯，墙上看，钉的钉。钉上看，挂的弓，弓上看，卧的鹰。寒冬天，刮大风，刮散了，满天星。

（二）节奏单元训练

首先对下列诗文进行节奏单元的切分，然后依据这种切分进行慢速朗读，最后用正常语速朗读。朗读过程中，要注意保持丹田气息控制、喉部放松通畅，口腔打开，声音送到硬腭前部的发声状态。

偶然 ①
徐志摩

我是天空里的一片云，
偶尔投影在你的波心——
你不必讶异，
更无须欢喜——
在转瞬间消灭了踪影。
你我相逢在黑夜的海上，
你有你的，我有我的，方向；
你记得也好，
最好你忘掉，
在这交会时互放的光亮！

故都的秋（片段）②
郁达夫

不逢北国之秋，已将近十余年了。在南方每年到了秋天，总要想起陶然亭的芦花，钓鱼台的柳影，西山的虫唱，玉泉的夜月，潭柘寺的钟声。在北平即使不出门去吧，就是在皇城人海之中，租人家一椽破屋来住着，早晨起来，泡一碗浓茶，向院子一坐，你也能看得到很高很高的碧绿的天色，听得到青天下驯鸽的飞声。从槐树叶底，朝东细数着一丝一丝漏下来的日光，或在破壁腰中，静对着像喇叭似的牵牛花（朝荣）的蓝朵，自然而然地也能够感觉到十分的秋意。说到了牵牛花，我以为以蓝色或白色者为佳，紫黑色次之，淡红色最下。最好，还要在牵牛花底，教长着几根疏疏落落的尖细且长的秋草，使作陪衬。

（三）朗读训练

朗读下列作品，注意根据作品的内容变化声音的快慢。发声速度加快时补气速度要很快，且补气要到位，尽量保持良好的发声感觉。如果速度加快后难以顾及发声状态，则应适当放慢语速，待技巧熟练后再加快语速。

破阵子·为陈同甫赋壮词以寄之
（宋）辛弃疾

醉里挑灯看剑，梦回吹角连营。八百里分麾下炙，五十弦翻塞外声，沙

① 徐志摩 . 徐志摩作品精选 [M]. 武汉：崇文书局，2016：34.
② 郁达夫 . 郁达夫小全集·故都的秋 [M]. 成都：四川人民出版社，2017：147-148.

场秋点兵。

马作的卢飞快，弓如霹雳弦惊。了却君王天下事，赢得生前身后名。可怜白发生！

听潮的故事[①]（节选）
鲁彦

不晓得过了多少时候，远处一个寺院的钟声突然惊醒了海的沉睡，它现在激起海水的兴奋，渐渐向我们脚下的岩石推了过来，发出哺哺的声音，仿佛谁在海里吐着气，海面的银光跟着翻动起来，银龙似的。接着我们脚下的岩石里就像铃子，铙钹，钟鼓在响着，愈响愈大了。

没有风。海自己醒了，动着。它转侧着，打着呵欠，伸着腰和脚，抹着眼睛。因为岛屿挡住了它的转动，它在用脚踢着，用手拍着，用牙咬着。它一刻比一刻兴奋，一刻比一刻用力。岩石渐渐起了战栗，发出抵抗的叫声，打碎了海的鳞片。

海受了创伤，愤怒了。

它叫吼着，猛烈地向岸边袭击了过来，冲进了岩石的每一个罅隙里，扰乱岩石的后方，接着又来了正面的攻击，又刺打着岩石的壁垒。

声音越来越大了。战鼓声，金锣声，枪炮声，呐喊声，叫号声，哭泣声，马蹄声，车轮声，飞机的机翼声，火车的汽笛声，都掺杂在一起，千军万马混战了起来。

银光消失了。海水疯狂地汹涌着，吞没了远近的岛屿。它从我们的脚下浮了起来，雷似地怒吼着，一阵阵地将满带着血腥的浪花泼溅在我们的身上。

第三十五课　声音的松紧变化训练

人们在工作和生活中的用声，由于场合不同和表情达意的需要，声音会呈现松紧不同的状态。声音的松紧跟吐词的力度相关。吐词的力度大，发出的声音就紧，吐词力度小，声音就松。吐词的力度决定于气息的密度、唇舌的力度。气息密度大，唇舌力度强，吐词就有力；气息密度小，唇舌力度弱，

[①] 鲁彦，沈斯亨.鲁彦散文选集[M].2版.天津：百花文艺出版社，2004：112-113.

吐词力度就弱。气息的密度取决于丹田的松紧，丹田收紧，气息的密度增加，丹田放松，气息的密度就会减小。唇舌的力度可通过第二十九课、三十课的唇舌肌肉练习来增强，同时在发音时的着力部位集中在相应的点而不是面上。

一、训练要领

首先，找到声音松与紧的对立感觉。用丹田收紧、唇舌用力的方式朗读下列四音节词语：

暴风骤雨	鹏程万里	满腔热情	刀光剑影	谈天说地	鸟语花香
和风细雨	飞沙走石	万家灯火	千载难逢	串通一气	高风亮节

其次，放松丹田、降低唇舌的力度，再次朗读上述词语，体会声音放松后不同的发声状态和声音形态。

再次，用古典诗歌进行声音的松紧训练。根据前面朗读四音节词语时所找到的声音的松紧不同的发声方法，朗读古典诗歌。

先用较紧的声音朗读下列诗歌：

夜雨寄北

（唐）李商隐

君问归期未有期，巴山夜雨涨秋池。
何当共剪西窗烛，却话巴山夜雨时。

再用较松的声音朗读上述诗歌，注意体会松紧不同的发声感觉。

最后，根据诗词的情感进行声音的松紧变化训练。

用较紧的声音朗读下列诗歌：

出塞·其一

（唐）王昌龄

秦时明月汉时关，万里长征人未还。
但使龙城飞将在，不教胡马度阴山。

用较松的声音朗读下列诗歌：

鸟鸣涧

（唐）王维

人闲桂花落，夜静春山空。
月出惊山鸟，时鸣春涧中。

用不松不紧的声音朗读下列诗歌：

劝学

（唐）颜真卿

三更灯火五更鸡，正是男儿读书时。
黑发不知勤学早，白首方悔读书迟。

二、易出现的问题及纠正方法

（一）松不下来

有的人在进行松的声音训练时，往往不能放松丹田，不能降低吐词的力度，声音松不下来。

纠正方法：如果是认识上造成的松不下来，则要转变观念，懂得不同场合、不同表达内容的用声是有松紧差异的。如果是发声方法上造成的松不下来，则要改进发声方法。通常松不下来的人发声时唇舌的力度较大、丹田收得很紧。此时可以用本课训练要领中的词语进行训练，先收紧丹田、唇舌用力朗读，然后逐渐放松丹田、降低唇舌的力度朗读，找到放松声音的感觉和方法。再用这个方法去尝试朗读诗词等，巩固松的声音的发声方法。最后，把这种发声方法运用到对近距离的人的说话发声中去。需要说明的是，声音的松，不等于没有控制，不等于没有清晰度。在发声过程中，丹田一直有控制，只是控制得较弱而已；唇舌吐词力度的减弱不等于失去了字音的清晰度。

（二）紧不起来

还有一些人，特别是性格温和、不好运动、平时不怎么大声说话的人，在发紧的声音时紧不起来。

纠正方法：首先，这些人要适当增加唇舌的力度和腹肌的力度训练，为发较紧的声音提供肌肉的支持。然后，要在发声时有意加大唇舌吐词的力度和丹田的控制力度，气息要吸得更深一些。需要注意的是，在收紧丹田、加大吐词力度时不能喉部使劲，喉咙始终处于放松、通畅的状态。

三、拓展训练

（一）朗读诗歌

用本课所学的声音松紧变化的方法朗读下列诗歌，注意根据诗歌的情感变化调整声音的松紧状态。

七律二首·送瘟神

毛泽东

读六月三十日《人民日报》，余江县消灭了血吸虫。浮想联翩，夜不能寐。微风拂煦，旭日临窗，遥望南天，欣然命笔。

绿水青山枉自多，华佗无奈小虫何！
千村薜荔人遗矢，万户萧疏鬼唱歌。
坐地日行八万里，巡天遥看一千河。
牛郎欲问瘟神事，一样悲欢逐逝波。

春风杨柳万千条，六亿神州尽舜尧。
红雨随心翻作浪，青山着意化为桥。
天连五岭银锄落，地动三河铁臂摇。
借问瘟君欲何往，纸船明烛照天烧。

（二）朗读散文诗

用本课所学的声音松紧变化的方法朗读下列作品，注意根据作品的思想感情，变化声音的松紧状态。

海燕①

（苏）高尔基

戈宝权 译

在苍茫的大海上，狂风卷集着乌云。在乌云和大海之间，海燕像黑色的闪电，在高傲地飞翔。

一会儿翅膀碰着波浪，一会儿箭一般地直冲向乌云，它叫喊着，——就在这鸟儿勇敢的叫喊声里，乌云听出了欢乐。

在这叫喊声里——充满着对暴风雨的渴望！在这叫喊声里，乌云听出了愤怒的力量、热情的火焰和胜利的信心。

海鸥在暴风雨来临之前呻吟着，——呻吟着，它们在大海上飞窜，想把自己对暴风雨的恐惧，掩藏到大海深处。

海鸭也在呻吟着，——它们这些海鸭啊，享受不了生活的战斗的欢乐，轰隆隆的雷声就把它们吓坏了。

蠢笨的企鹅，胆怯地把肥胖的身体躲藏到悬崖底下……只有那高傲的海燕，勇敢地，自由自在地，在泛起白沫的大海上飞翔！

乌云越来越暗，越来越低，向海面直压下来，而波浪一边歌唱，一边冲

① 王本华，等.义务教育教科书.语文：九年级下册 [M].北京：人民教育出版社，2018：10-12.

向高空，去迎接那雷声。

雷声轰响。波浪在愤怒的飞沫中呼叫，跟狂风争鸣。看吧，狂风紧紧抱起一层层巨浪，恶狠狠地把它们甩到悬崖上，把这些大块的翡翠摔成尘雾和碎末。

海燕叫喊着，飞翔着，像黑色的闪电，箭一般地穿过乌云，翅膀掠起波浪的飞沫。

看吧，它飞舞着，像个精灵，——高傲的、黑色的暴风雨的精灵，——它在大笑，它又在号叫……它笑那些乌云，它因为欢乐而号叫！

这个敏感的精灵，——它从雷声的震怒里，早就听出了困乏，它深信，乌云遮不住太阳，——是的，遮不住的！

狂风吼叫……雷声轰响……

一堆堆乌云，像青色的火焰，在无底的大海上燃烧。大海抓住闪电的剑光，把它们熄灭在自己的深渊里。这些闪电的影子，活像一条条火蛇，在大海里蜿蜒浮动，一晃就消失了。

"暴风雨！暴风雨就要来啦！"

这是勇敢的海燕，在闪电中间，高傲地飞翔；这是胜利的预言家在叫喊：——让暴风雨来得更猛烈些吧！

第三十六课　说话训练

发声训练的目的之一是在工作和生活中使用科学的发声方法，提高发声能力，降低对发声器官的损害程度。在发声训练中，说话比朗读更难，主要原因在于，说话时需要分散注意力去组织说话的内容，选择合适的词语、句子，而朗读不会这样。因此，需要加强说话发声训练。

一、训练要领

首先，用较强的声音说一段话。可以想象是对上百人说话。此时速度不要太快，气息要吸足，说话时丹田要收紧，换气时丹田要快速放松，补气到位，补够气息。声音要往前送，要让每个人都能清晰地听到你的声音。为了尽量少地分散发声的注意力，说话的内容要事先想好，最好说自己熟悉的话题或内容。

其次，用中等音强的声音说一段话。可以想象是对 30 ~ 50 人说话。语速也要适中，气息不能太强，说话时丹田收得不太紧，但一直都有控制。换气要快，补气到位，音量不大，中等音高，让每个人都能听清楚。可以说上面强控制训练时所说的内容，或者自己熟悉的其他内容。

最后，用较弱的声音说一段话。选择自己熟悉的内容，想象是面对几个人，近距离地说。此时，气息量小，丹田的控制较微弱，声音的力度不大。声音送达硬腭前部，气息和声音通畅，声音要有一定亮度和力度，要让人听起来清晰。

基本掌握上述方法后，可以适当延长说话的时间，锻炼嗓子的承受能力，提高发声的持久力。如果工作中使用强控制的时候较多，就要适当增加强控制训练。

在生活和工作用声中，在不影响交际或工作的前提下，尽量尝试使用科学的发声方法说话。这样做的好处是，既可减轻嗓子的负担，有利于提高交际效率，也可充分利用更多时间，强化发声训练。

二、易出现的问题及纠正方法

（一）注意了说话内容，却忽视了发声技巧

说话时人们要集中精力去想说话的内容，往往无暇顾及发声的技巧。

纠正方法：第一步，在进行上述强、中、弱三种控制等级的说话发声训练时，可以先把要说的话背住，然后再用较慢的速度进行训练，调整好发声的心理状态和生理状态，提醒自己用科学的发声方法去说。第二步，把要说的话写成提纲或关键词，根据提纲想好要说的内容，再来进行说话训练。训练时要注意分散注意力，保证用良好的发声状态和正确的发声方法说。第三步，脱稿进行说话发声训练，既注意说话的内容，也关注发声的技巧。

（二）说话发声的持久力不强

有的人用强控制或者弱控制的发声方式说话，出现不能持久的问题。主要原因可能是：第一，嗓子的承受力不足，需要长期坚持练声，逐渐延长每次练声的时间。第二，发声方法还不科学，出现了捏挤喉咙等错误。第三，发声器官有病变，发声不能持久。

纠正方法：如果是因嗓子疾病造成的发声不能持久，应立即就医。如果是因嗓子的承受力不足造成的发声不能持久，练习和使用嗓子时就要注意循序渐进，通过科学的发声训练，逐渐增加嗓子的承受力。如果是发声方法不当造成的，则应该改进发声方法。在说话训练中，往往出现上述几种情况交织在一起的现象。无论怎样，掌握科学的发声方法是非常重要的。此外，还要注意的是，有的人嗓音纤细，做强控制训练往往比较吃力，训练时要注意

循序渐进，由易到难。有的人做弱控制训练时放松了丹田的控制，声音落到喉咙里，虽然音量很小，但是有喉音，自己往往在开始时感觉不太明显，发声时间一长，对嗓子的损害也会很大。

三、拓展训练

自选内容，用多种不同的控制方式进行说话和演讲训练。可以根据自己嗓音的实际情况和工作、交际需要进行多种控制方式的发声训练，锻炼不同情况下说话用声的技巧。参考题目如下：

1. 我最喜爱的一部电影、电视剧或一首歌
2. 我对勤奋的认识
3. 我最熟悉的味道
4. 我的学习目标或工作目标
5. 我对交通规则的认识
6. 我对世界和平的认识
7. 我学习科学发声方法的体会
8. 在同学、战友、朋友或同事等聚会上的讲话
9. 讲解自己熟悉的某个知识点
10. 我喜欢的一句格言
11. 在同学、战友、朋友或同事婚礼上的致辞
12. 我眼中的中国速度
13. 我对非遗的认识
14. 我对邻里关系的认识
15. 我对健康的认识

第三十七课　科学发声综合训练

前面 36 课已经把科学发声的基础性技巧进行了分项讲解和练习。如果要在平时进行系统的训练，应该如何做呢？本课就来说说练声的问题。

一、练声

练声，通俗地说，就是声音的训练。它是在一定目标支配下进行的系统的、科学的发声训练活动。练声主要练习气息、声音、语音和表达。对那些

只想解决说话用声的方法问题的人来说，只需要练习气息和声音就可以了。但对职业嗓音工作者而言，仅有声音和气息的训练是不够的。

练声应该在意识清醒、不过饱过饥的时候进行。练声前要适当活动身体，特别是晨起练声和冬天练声，最好能活动到身体微微发热时再开始。练声不要迎着风进行。练声一般采用弥补原则。也就是说，由于人们在生活中也经常使用嗓音，生活发声方法中有许多合理的成分，也有不太符合科学发声需要的地方，我们重点要进行的是改造不科学的发声方法。比如，气息不通畅的人，要多做使气息通畅的练习，声音缺少光泽的人，可以多练弹鼻音及声音的高位置训练等。前面36课所谈的发声基础性训练，我们是按照训练的难易度循序渐进地安排的，但训练中，可以因人而异，做得不好的部分可以强化、多练习，做得很好的地方可以少练，甚至不练习。呼吸训练阶段的几节课，如果已经掌握，平时可以不再练习，顶多在练声前为了找到良好的气息状态，简单练习一下即可。

怎样完成一次完整的练声呢？

第一，做好练声前的准备。首先找到合适的练声场地，室外空气清新、有清洁水面之处最佳，其次可以选择空旷的场地，如运动场等。雾霾天、雷雨天等最好不在室外练声。适当活动身体，腰带不要扎太紧，使身体各部位和心理都处于放松状态。

第二，做做打牙关（晨练时最好先做开口、闭口咀嚼及错动下巴）、凹舌头、唇舌肌肉训练，练练狗喘气、气泡音，然后做几下往后腰吸气，再做几下丹田呼吸，运运气，调一调气息。

第三，发一发哈气 ā、虚声 ā、实声 ā，再发几下实声的长音的 ā、ō、ē、ī、ū、ü，一口气一个音；然后练习一口气发一个短实声的 ā、ō、ē、ī、ū、ü；最后练习一口气发 ā、ō、ē、ī、ū、ü 六个元音，注意声音要集中送到硬腭前部。

第四，如果声音的亮度不够，可以先练习弹鼻音，由中音升到高音再逐渐下降到低音，帮助寻找声音在面部的亮点和位置。如果声音的亮度没有问题，就直接连续弹发 hē、hà，一口气连续弹发 3 个、7 个音。然后用中音弹发 hē、hà、hài、yà、yè、yuè、là、lì、lù、lià、liè、lǜ、à、yì、wù 等音节，一口气发一个音。在此基础上，用弹发找到的良好声音感觉和发声状态朗读一些双音节、四音节词语、比较短小的古典诗词。

第五，用上述弹发的音节做声音的高低、强弱、虚实、快慢、松紧的变化练习，做一做向远处呼喊的练习，利用短小的古诗词做声音的变化训练。

第六，做一些综合练习，比如，读一读绕口令、古典诗词、现代诗歌、散文等。

第七，做一做不同控制等级的说话训练。

练声要因人而异，不搞一刀切。某些人可能在某个项目上训练的时间应该长一些，某些项目花的时间少一些，甚至不用练习某些项目。

单次练声的时间不宜太长，尤其是在初学科学发声技巧的时候，以自己的嗓子能承受为度，待技巧熟练后再逐渐增加单次练声的时间。

判断练声正确与否有多种方法。最有效的是请有经验的老师指导练习。如果条件不允许，可以把自己的录音跟正确示范的录音进行对比，根据自己的感受进行判断。使用科学的发声方法进行训练，一次训练时间不是很长的话，练完后一般不会出现嗓子疼等问题。出现嗓音异常、发声器官难受的感觉，多半是发声方法不当或练习时间过久了。

本书讲解的发声训练方法是非常基础的方法，要达到艺术语言表达需要的发声境界，还需要做更多更专业的训练。

二、科学发声综合训练

(一) 朗读诗词

运用所学的科学发声方法，朗读下列诗词。注意：气沉丹田，丹田控制呼吸；喉部放松，口腔打开，发声通道畅通；声音送达硬腭前部。根据作品感情变化声音的高低、强弱、快慢、虚实、松紧。

观书有感·其一

（宋）朱熹

半亩方塘一鉴开，天光云影共徘徊。
问渠那得清如许，为有源头活水来。

早发白帝城

（唐）李白

朝辞白帝彩云间，千里江陵一日还。
两岸猿声啼不住，轻舟已过万重山。

滁州西涧

（唐）韦应物

独怜幽草涧边生，上有黄鹂深树鸣。
春潮带雨晚来急，野渡无人舟自横。

黄鹤楼送孟浩然之广陵

（唐）李白

故人西辞黄鹤楼，烟花三月下扬州。
孤帆远影碧空尽，唯见长江天际流。

春夜喜雨

（唐）杜甫

好雨知时节，当春乃发生。
随风潜入夜，润物细无声。
野径云俱黑，江船火独明。
晓看红湿处，花重锦官城。

书愤

（宋）陆游

早岁那知世事艰，中原北望气如山。
楼船夜雪瓜洲渡，铁马秋风大散关。
塞上长城空自许，镜中衰鬓已先斑。
出师一表真名世，千载谁堪伯仲间？

无题·昨夜星辰昨夜风

（唐）李商隐

昨夜星辰昨夜风，画楼西畔桂堂东。
身无彩凤双飞翼，心有灵犀一点通。
隔座送钩春酒暖，分曹射覆蜡灯红。
嗟余听鼓应官去，走马兰台类转蓬。

将进酒

（唐）李白

君不见黄河之水天上来，奔流到海不复回。
君不见高堂明镜悲白发，朝如青丝暮成雪。
人生得意须尽欢，莫使金樽空对月。
天生我材必有用，千金散尽还复来。
烹羊宰牛且为乐，会须一饮三百杯。

岑夫子，丹丘生，将进酒，杯莫停。

与君歌一曲，请君为我倾耳听。

钟鼓馔玉不足贵，但愿长醉不复醒。

古来圣贤皆寂寞，惟有饮者留其名。

陈王昔时宴平乐，斗酒十千恣欢谑。

主人何为言少钱，径须沽取对君酌。

五花马、千金裘，呼儿将出换美酒，与尔同销万古愁。

一剪梅·红藕香残玉簟秋

（宋）李清照

红藕香残玉簟秋，轻解罗裳，独上兰舟。云中谁寄锦书来，雁字回时，月满西楼。

花自飘零水自流，一种相思，两处闲愁。此情无计可消除，才下眉头，却上心头。

水龙吟·过南剑双溪楼

（宋）辛弃疾

举头西北浮云，倚天万里须长剑。人言此地，夜深长见，斗牛光焰。我觉山高，潭空水冷，月明星淡。待燃犀下看，凭栏却怕，风雷怒，鱼龙惨。

峡束苍江对起，过危楼，欲飞还敛。元龙老矣！不妨高卧，冰壶凉簟。千古兴亡，百年悲笑，一时登览。问何人又卸，片帆沙岸，系斜阳缆？

渔家傲·天接云涛连晓雾

（宋）李清照

天接云涛连晓雾。星河欲转千帆舞。仿佛梦魂归帝所。闻天语。殷勤问我归何处。

我报路长嗟日暮。学诗谩有惊人句。九万里风鹏正举。风休住。蓬舟吹取三山去。

满江红

（宋）岳飞

怒发冲冠，凭栏处、潇潇雨歇。抬望眼、仰天长啸，壮怀激烈。三十功名尘与土，八千里路云和月。莫等闲、白了少年头，空悲切。

靖康耻，犹未雪。臣子恨，何时灭？驾长车踏破，贺兰山缺。壮志饥餐胡虏肉，笑谈渴饮匈奴血。待从头、收拾旧山河，朝天阙。

（二）朗读现代诗文

自选喜爱的现代诗文进行朗读训练。最好先选择难度不太大的作品，比如篇幅短小、情感柔和的作品，然后再选择情感浓烈，大起大落，节奏凝重、高亢或紧张的作品。

例如：

我用残损的手掌[①]

戴望舒

我用残损的手掌
摸索这广大的土地：
这一角已变成灰烬，
那一角只是血和泥；
这一片湖该是我的家乡，
（春天，堤上繁花如锦障，
嫩柳枝折断有奇异的芬芳，）
我触到荇藻和水的微凉；
这长白山的雪峰冷到彻骨，
这黄河的水夹泥沙在指间滑出；
江南的水田，你当年新生的禾草
是那么细，那么软……现在只有蓬蒿；
岭南的荔枝花寂寞地憔悴，
尽那边，我蘸着南海没有渔船的苦水……
无形的手掌掠过无限的江山，
手指沾了血和灰，手掌沾了阴暗，
只有那辽远的一角依然完整，
温暖，明朗，坚固而蓬勃生春。
在那上面，我用残损的手掌轻抚，
像恋人的柔发，婴孩手中乳。
我把全部的力量运在手掌，
贴在上面，寄予爱和一切希望，
因为只有那里是太阳，是春，

___
[①] 戴望舒．戴望舒诗集[M]．成都：四川人民出版社，1981：127-128.

将驱逐阴暗，带来苏生，
因为只有那里我们不像牲口一样活，
蝼蚁一样死……那里，永恒的中国！

乡愁四韵 ①

余光中

给我一瓢长江水啊长江水
酒一样的长江水
醉酒的滋味
是乡愁的滋味
给我一瓢长江水啊长江水

给我一张海棠红啊海棠红
血一样的海棠红
沸血的烧痛
是乡愁的烧痛
给我一张海棠红啊海棠红

给我一片雪花白啊雪花白
信一样的雪花白
家信的等待
是乡愁的等待
给我一片雪花白啊雪花白

给我一朵腊梅香啊腊梅香
母亲一样的腊梅香
母亲的芬芳
是乡土的芬芳
给我一朵腊梅香啊腊梅香

① 余光中. 招魂的短笛 [M]. 成都：四川文艺出版社，1990: 11-12.

我喜欢出发 [1]

汪国真

我喜欢出发。

凡是到达了的地方，都属于昨天。哪怕那山再青，那水再秀，那风再温柔。太深的流连便成了一种羁绊，绊住的不仅有双脚，还有未来。

怎么能不喜欢出发呢？没见过大山的巍峨，真是遗憾；见了大山的巍峨没见过大海的浩瀚，仍然遗憾；见了大海的浩瀚没见过大漠的广袤，依旧遗憾；见了大漠的广袤没见过森林的神秘，还是遗憾。世界上有不绝的风景，我有不老的心情。

我自然知道，大山有坎坷，大海有浪涛，大漠有风沙，森林有猛兽。即便这样，我依然喜欢。

打破生活的平静便是另一番景致，一种属于年轻的景致。真庆幸，我还没有老。即便真老了又怎么样，不是有句话叫老当益壮吗？

于是，我还想从大山那里学习深刻，我还想从大海那里学习勇敢，我还想从大漠那里学习沉着，我还想从森林那里学习机敏。我想学着品味一种缤纷的人生。

人能走多远？这话不是要问两脚而是要问志向；人能攀多高？这事不是要问双手而是要问意志。于是，我想用青春的热血给自己树起一个高远的目标。不仅是为了争取一种光荣，更是为了追求一种境界。目标实现了，便是光荣；目标实现不了，人生也会因这一路风雨跋涉变得丰富而充实；在我看来，这就是不虚此生。

是的，我喜欢出发，愿你也喜欢。

长江三日 [2]（节选）

刘白羽

如果说瞿塘峡像一道闸门，那么巫峡简直像江上一条迂回曲折的画廊。船随山势左一弯，右一转，每一曲，每一折，都向你展开一幅绝好的风景画。两岸山峰山势奇绝，连绵不断，巫山十二峰，各峰有各峰的姿态，人们给它们以很高的美的评价和命名，显然使我们的江山增加了诗意，而诗意又是变化无穷的。突然是深灰色石岩从高空直垂而下浸入江心，令人想到一个巨大的惊叹号；突然是绿茸茸的草阪，像一支充满幽情的乐曲。特别好看的是悬岩上那一堆堆给秋霜染得红艳艳的野草，简直像是满山杜鹃了。峡陡江

---

[1] 汪国真.我喜欢出发[J].语文教学与研究，2007（13）：1.

[2] 刘白羽.红玛瑙集[M].北京：文化艺术出版社，1983：108-110.

急，江面布满大大小小的漩涡，船只能缓缓行进，像一个在崇山峻岭之间漫步前行的旅人。但这正好使远方来的人，有充裕时间欣赏这莽莽苍苍、浩浩荡荡长江上大自然的壮美。苍鹰在高峡上盘旋，江涛追随着山峦激荡，山影云影，日光水光，交织成一片。

十点，江面渐趋广阔，"江津"号急流稳渡，穿过了巫峡。十点十五分至巴东，已入湖北境内，十点半到牛口，江浪汹涌，把船推在浪头上，摇摆着前进。江流刚奔出巫峡，还没来得及喘息，却又冲入第三峡——西陵峡了。

西陵峡比较宽阔，但是江流至此变得特别凶恶，处处是急流，处处是险滩。船一下像流星随着怒涛冲去，一下又绕着险滩迂回浮进。最著名的三个险滩是：泄滩、青滩和崆岭滩。初下泄滩，你看着那万马奔腾的江水会突然感到江水简直是在旋转不前，一千个、一万个漩涡，使得"江津"号剧烈地震动起来。这一节江流虽险，却流传着无数优美的传说。十一点十五分到秭归。据袁崧《宜都山川记》载：秭归是屈原故乡，是楚子熊绎建国之地。后来屈原被流放到汨罗江，死在那里。民间流传着：屈大夫死日，有人在汨罗江畔，看见他峨冠博带，骑一匹白马飘然而去。又传说：屈原死后，被一大鱼驮回秭归，终于从流放之地回归楚国。这一切初听起来过于神奇怪诞，却正反映了人民对屈原的无限怀念之情。

秭归正面有一大片铁青色礁石，森然耸立江面。经过很长一段急流绕过泄滩。在最急峻的地方，"江津"号用尽全副精力，战抖着、震颤着前进。急流刚刚滚过，前面有一奇峰突起，江身沿着这山峰右面驶去。山峰左面却又出现一道河流，原来这里是王昭君诞生地香溪。它一下就令人记起杜甫的诗："群山万壑赴荆门，生长明妃尚有村。"我们遥望了一下香溪，船便沿着山峰进入一道无比险峻的长峡——兵书宝剑峡。这儿完全是一条窄巷，我到船头上，仰头上望，只见黄石碧岩，高与天齐，再驶行一段就到了青滩。江面陡然下降，波涛汹涌，浪花四溅，当你还没来得及仔细观看，船已像箭一样迅速飞下，巨浪为船头劈开，旋卷着，合在一起，一下又激荡开去。江水像滚沸了一样，到处是泡沫，到处是浪花。船上的同志指着岩上一处乡镇告诉我："长江航船上很多领航人都出生在这儿……每只木船要想渡过青滩，都得请这儿的人引领过去。"这时我正注视着一只逆流而上的木船，看起这青滩的声势十分吓人，但人从汹涌浪涛中掌握了一条前进途径，也就战胜了大自然了。

中午，我们来到了崆岭滩跟前。长江上的人都知道："泄滩青滩不算滩，崆岭才是鬼门关。"可见其凶险了。眼看一片灰色石礁布满水面，"江津"号却抛锚停泊了。原来崆岭滩一条狭窄航道只能过一只船，这时有一只江轮正在上行，我们只好等下来。谁知竟等了那么久，可见那上行的船只是如何小心翼翼了。当我们驶下崆岭滩时，果然是一片乱石林立，我们简直不像在浩荡的长江上，而是在苍莽的丛林中找寻小径跋涉前进了。

（三）说话

可用普通话水平测试的试题做说话训练：

1. 我的愿望
2. 我的学习生活
3. 我尊敬的人
4. 我喜爱的动物（或植物）
5. 童年的记忆
6. 我喜爱的职业
7. 难忘的旅行
8. 我的朋友
9. 我喜爱的文学（或其他）艺术形式
10. 谈谈卫生与健康
11. 我的业余生活
12. 我喜欢的季节（或天气）
13. 学习普通话的体会
14. 谈谈服饰
15. 我的假日生活
16. 我的成长之路
17. 谈谈科技发展与社会生活
18. 我知道的风俗
19. 我和体育
20. 我的家乡
21. 谈谈美食
22. 我喜欢的节日
23. 我所在的集体（学校、机关、公司等）
24. 谈谈社会公德（或职业道德）
25. 谈谈个人修养
26. 我喜欢的明星（或其他知名人士）
27. 我喜爱的书刊
28. 谈谈对环境保护的认识
29. 我向往的地方
30. 购物（消费）的感受

参考文献

一、论文

[1] 白全桂.嗓音病的综合治疗[J].华西医学，1997（4）：515-517.

[2] 曹清泰，刘认华.声带结节的几个问题探讨（附十六例报告）[J].安徽医学院学报，1958（1）：67-71.

[3] 邓绍瑞.关于统一职业病定义的建议[J].工业卫生与职业病，1995（5）：290.

[4] 韩丽艳.嗓音、言语、语言有何区别[J].中国医学文摘耳鼻咽喉科学，2011（1）：32-33.

[5] 韩丽艳.中国艺术嗓音医学现状与未来[J].中国耳鼻咽喉颅底外科杂志，2017（5）：404-408.

[6] 韩梅.艺术语言发声之"腹壁站定"研究[J].文化艺术研究，2017（1）：50-53.

[7] 李世纲.东北气候对艺术嗓音的影响与防治对策[J].艺术研究，2011（4）：28-29.

[8] 刘永祥，李坪，杨和钧.发声障碍与嗓音康复疗法[J].中华康复医学杂志，1987（4）：152-154.

[9] 梅兰芳.怎样保护嗓子[J].戏剧报，1958（8）：34-35.

[10] 唐俊，万萍，陈旭辉，等.关于中小学教师嗓音障碍及其康复介入的研究进展[J].临床耳鼻咽喉头颈外科杂志，2016（1）：84-88.

[11] 田汉，齐燕铭，梅兰芳，等.怎样锻炼和保护嗓子（上）——首都艺术界座谈演员嗓子问题[J].戏剧报，1961（Z1）：39-46.

[12] 汪国真.我喜欢出发[J].语文教学与研究，2007（13）：1.

[13] 王希.教师嗓音调查报告（摘要）[J].齐鲁艺苑，1987（3）：12-14.

[14] 王振亚.关于声带小结的预防和治疗[J].人民音乐，1959（9）：35-36.

[15] 王振亚. 发声器官的保护 [J]. 人民音乐，1963（2）：29-31.

[16] 王振亚，冯葆富. 职业性喉病临床分类的探讨 [J]. 天津医药杂志，1965（11）：853-857.

[17] 王振亚. 职业性喉病的临床分类意见 [J]. 重庆医药，1981（3）：52，55-56.

[18] 徐维城摘，刘永祥校. 发声器官职业病的劳动能力鉴定 [J]. 国外医学·耳鼻咽喉分册，1985（5）：294.

[19] 徐文，李红艳，胡蓉，等. 嗓音障碍指数量表中文版信度和效度评价 [J]. 中华耳鼻咽喉头颈外科杂志，2008（9）：670-675.

[20] 杨和钧. 与教师谈慢性咽炎 [J]. 健康，1995（7）：20.

[21] 杨小锋. 语言艺术发声气声平衡论 [J]. 四川师范大学学报（社会科学版），2009（6）：34-37.

[22] 杨小锋. 语言艺术发声节奏单元论 [J]. 四川师范大学学报（社会科学版），2010（5）：57-62.

[23] 于华. 教师嗓音病与不正确发音的关系 [J]. 中央民族大学学报（自然科学版），1994（1）：53-56.

[24] 于萍，王荣光. 嗓音障碍主观听感知评估研究现状 [J]. 听力学及言语疾病杂志，2009（1）：1-6.

[25] 周安寿. 职业病的定义与范畴 [J]. 劳动保护杂志，2001（11）：38-39.

二、著作

[1] 薄慕真，杜栩名. 歌唱与嗓音保健 [M]. 北京：金盾出版社，2008.

[2] 车文博. 人本主义心理学 [M]. 杭州：浙江教育出版社，2003.

[3] 辞海编辑委员会. 辞海·缩印本 [M]. 6 版. 上海：上海辞书出版社，2010.

[4] 戴望舒. 戴望舒诗集 [M]. 成都：四川人民出版社，1981.

[5] 冯葆富，齐忠政，刘运墀. 歌唱医学基础 [M]. 上海：上海科学技术出版社，1981.

[6] 国际劳工局. 职业病的鉴别和认定——将疾病列入国际劳工组织职业病目录的标准 [M]. 张敏，译. 北京：中国科学技术出版社，2012.

[7] 韩德民. 耳鼻咽喉头颈外科疾病临床诊疗思维 [M]. 北京：人民卫生出版社，2009.

[8] 韩德民，ROBERT T. SATALOFF，徐文. 嗓音医学 [M]. 2 版. 北京：人民卫生出版社，2017.

[9] 胡黎娜. 播音主持艺术发声 [M]. 2 版. 北京：中国传媒大学出版社，2019.

[10] 黄永望. 实用临床嗓音医学 [M]. 天津：天津科技翻译出版公司，2012.

[11] 黄永望，傅德慧，潘静．实用临床嗓音疾病矫治学 [M]．天津：天津科技翻译出版有限公司，2018.

[12] 江德胜，余养居．嗓音外科学 [M]．上海：上海世界图书出版公司，2004.

[13] 教育部高等学校教学指导委员会．普通高等学校本科专业类教学质量国家标准（下）[M]．北京：高等教育出版社，2018.

[14] 老舍．济南的冬天 [M]．武汉：长江文艺出版社，2018.

[15] 李行健．现代汉语成语规范大辞典 [M]．北京：华语教学出版社，2013.

[16] 林俊卿．咽音练声的八个步骤 [M]．上海：上海音乐出版社，1985.

[17] 刘白羽．红玛瑙集 [M]．北京：文化艺术出版社，1983.

[18] 鲁彦，沈斯亨．鲁彦散文选集 [M]．2 版．天津：百花文艺出版社，2004.

[19] 梅丽贝斯·邦奇．歌唱动力学 [M]．4 版．韩丽艳，蒋世雄，译．北京：中国广播电视出版社，2010.

[20] 苗东升．系统科学精要 [M]．4 版．北京：中国人民大学出版社，2016.

[21] 阮元．十三经注疏（上册）·影印本 [M]．北京：中华书局，1980.

[22] 史崧．灵枢经 [M]．戴铭，金勇，员晓云，等，点校．南宁：广西科学技术出版社，2016.

[23] 孙悦斌．声音者：孙悦斌配音理论与实践技巧 [M]．北京：中国传媒大学出版社，2016.

[24] 万萍，黄昭鸣．嗓音保健 [M]．上海：华东师范大学出版社，2007.

[25] 万勤，徐文．康复治疗师临床工作指南·嗓音障碍康复治疗技术 [M]．北京：人民卫生出版社，2019.

[26] 教育部．义务教育教科书·语文：九年级下册 [M]．北京：人民教育出版社，2018.

[27] 王希．教师金嗓子手册 [M]．济南：济南出版社，2016.

[28] 王永泉，方宏，李桃．组织行为学 [M]．长沙：湖南大学出版社，2015.

[29] 沃夫兰姆·辛德勒．嗓音诊断手册 [M]．郑宏良，译．北京：人民卫生出版社，2017.

[30] 吴弘毅．实用播音教程第一册：普通话语音和播音发声 [M]．北京：北京广播学院出版社，2002.

[31] 熊大经，严道南．中医耳鼻咽喉科学 [M]．2 版．上海：上海科学技术出版社，2017.

[32] 徐恒．播音发声学 [M]．北京：北京广播学院出版社，1985.

[33] 徐洁．好听——如何练就好声音 [M]．北京：中信出版集团股份有限公司，2019.

[34] 徐志摩．徐志摩作品精选 [M]．武汉：崇文书局，2016.

[35] 许燕，蒋伟．嗓音保健理论与训练 [M]．桂林：广西师范大学出版社，2006.

[36] 杨和钧.艺术嗓音保健之友 [M].北京：文化艺术出版社，1985.

[37] 杨和钧，钟子良，刘小粟.嗓音保健 [M].北京：人民卫生出版社，1987.

[38] 杨满年.声乐训练研究 [M].兰州：甘肃人民出版社，2006.

[39] 杨式麟.嗓音医学基础与临床 [M].沈阳：辽宁科学技术出版社，2001.

[40] 杨小锋.教师发声训练教程 [M].北京：北京师范大学出版社，2010.

[41] 杨小锋.语言艺术发声研究 [M].北京：科学出版社，2013.

[42] 姚喜双.播音学概论 [M].北京：北京广播学院出版社，1998.

[43] 姚喜双，郎小平.方明谈播音 [M].北京：中国广播电视出版社，2000.

[44] 于萍，王荣光.嗓音疾病与嗓音外科学 [M].北京：人民军医出版社，2009.

[45] 余养居，等.中西医结合嗓音病学 [M].北京：知识出版社，1996.

[46] 余光中.招魂的短笛 [M].成都：四川人民出版社，1990.

[47] 郁达夫.故都的秋 [M].成都：四川人民出版社，2017.

[48] 张迺华.简明声病学 [M].北京：人民卫生出版，1985.

[49] 张守杰，江德胜，余养居.嗓音病的防治 [M].上海：上海中医药大学出版社，2002.

[50] 张颂.朗读美学 [M].北京：北京广播学院出版社，2002.

[51] 张颂.播音主持艺术论 [M].北京：中国传媒大学出版社，2009.

[52] 张小伯，于萍.嗓音显微手术学 [M].北京：中国协和医科大学出版社，2005.

[53] 赵兵，王群.朗诵艺术 [M].北京：中国戏剧出版社，1988.

[54] 赵一鹏，戴中芳.嗓音与保健 [M].天津：天津科学技术出版社，1986.

[55] 中国传媒大学播音主持艺术学院.播音主持语音与发声 [M].北京：中国传媒大学出版社，2014.

[56] 中国社会科学院语言研究所词典编辑室.现代汉语词典 [M].7 版.北京：商务印书馆，2016.

[57] 周继福.实用嗓音病治疗学全书 [M].北京：学术书刊出版社，1990.

[58] 左锦鸿.嗓音保健 100 问 [M].北京：金盾出版社，1998.

后 记

　　本书是在本人主持的四川省科技厅项目"嗓音职业病防治研究"成果的基础上修订完成的。初稿早在 2016 年就已成形，定稿计划于 2020 年寒假修改后提交出版社。谁曾想，寒假还没开始，新型冠状病毒就已突袭神州，涂炭生灵。这让我无法安心写作并按时完成任务。新学期开学后，我一边抗疫，一边学习开网课，一边完成日常工作，同时继续修改书稿。2020 年暑假，在充分听取朋友们的意见后，我再次大幅修改了书稿，暑假结束方才定稿。

　　本书得以问世，要感谢的人很多。

　　首先，感谢嗓音医学前辈弓惠霖医生。我很感激弓医生同意我这个陌生人观摩他给病人检查、治疗的全过程，也感谢他毫无保留地给我介绍嗓音医学的历史与现状，推荐国内外嗓音医学的名家名作。2016 年 3 月 18 日下午，在我第二次观摩弓医生看病过程结束后，他谢绝了与我共进晚餐的邀请，我们俩就在茶馆中饿着肚子畅聊艺术语言发声、嗓音医学和他的人生经历，那真是一次特别畅快而又惬意的专业交流。那天晚上，已是 80 高龄的弓医生，用扎实、有力、圆润、响亮的声音朗诵话剧《罗密欧与朱丽叶》的台词，展示了他深厚的话剧台词发声、表达功力。难怪他整个下午都在跟病人说话，晚上聊天时嗓音仍然洪亮动听，原来他有专业的话剧发声功底。弓医生的现身说法有力地证明，科学发声的确可以永葆嗓音青春。

　　其次，感谢重庆大学出版社总编辑陈晓阳女士、编辑唐启秀老师和陈力老师等朋友的鼎力支持。当我提出希望在重庆大学出版社出版本书的意愿时，陈总编辑当即对选题予以肯定，并请认真负责的唐启秀老师担任本书的策划编辑。我和唐老师从未谋面，但我们已无数次用电话、微信详聊本书的修改事宜，从书名到框架结构，再到具体内容，唐老师都提出了非常有见地的意见和建议。责任编辑陈力老师对书稿进行了精细审读与修改，她用一个标点都不会遗漏的敬业精神，确保了书稿的质量。

　　再次，感谢所有为本书付出努力的老师和同学。感谢四川师范大学影视与传媒学院的领导们对本书视频拍摄给予的支持。感谢学院闫新、赖宇、杨胖星、万冰瑶四位老师和编导艺术方向硕士研究生 2019 级徐涵、刘茂为、2021 级李娜、朱佳佳、2020 级播音与主持艺术专业本科生杨鸿瑜等同学为本书拍摄制作教学视频所给予的帮助。感谢西南林业大学艺术与设计学院 2020 级环境艺术设计专业硕士研究生张展志同学为本书绘制图片。感谢我院 2020 级播音与主持艺术方向硕士研究生齐佳一同学在资料整理上给予的帮助。感谢我院播音与主持艺术系 2014 级本科生贺雅洁同学为本书提供的照片。

最后，感谢书中参考文献的每一位作者，你们的研究为本书的写作奠定了重要基础。

由于本人水平有限，书中存在不足之处，恳请专家及读者朋友批评指正。

杨小锋
2021 年 11 月 14 日夜于成都东郊狮子山